中醫典藏真本叢刊

脉經

（影印校勘本）

〔晋〕王叔和　撰
張永泰　校訂

中國中醫藥出版社

圖書在版編目（CIP）數據

脉經：影印校勘本 /（晉）王叔和撰；張永泰校訂
.-- 北京：中國中醫藥出版社，2024.2
（中醫典藏真本叢刊）
ISBN 978 – 7 – 5132 – 8610 – 7

Ⅰ.①脉… Ⅱ.①王… ②張… Ⅲ.①《脈經》
Ⅳ.① R241.11

中國國家版本館 CIP 數据核字（2023）第 251249 號

中國中醫藥出版社出版
北京經濟技術開發區科創十三街 31 號院二區 8 號樓
郵政編碼　100176
傳真　010-64405721
天津裕同印刷有限公司印刷
各地新華書店經銷

開本 710 × 1000　1/16　印張 22.25　字數 391 千字
2024 年 2 月第 1 版　2024 年 2 月第 1 次印刷
書号　ISBN 978 – 7 – 5132 – 8610 – 7

定價　108.00 元
網址　www.cptcm.com

服務熱線　010–64405510
購書熱線　010–89535836
維權打假　010–64405753

微信服務號　zgzyycbs
微商城網址　https://kdt.im/LIdUGr
官方微博　http://e.weibo.com/cptcm
天猫旗艦店網址　https://zgzyycbs.tmall.com

如有印裝品質問題請與本社出版部聯繫（010-64405510）

内容提要

《脉經》爲晉・王叔和撰，成書於二一〇—二五九年之間，是中國現存最早的中醫脉學專著。王叔和，名熙，「性度沉靖，尤好著述，博通經方，精意診處，洞識修養之道（宋・林億等進呈劄子語）」。他利用做太醫令時搜求的各種脉學文獻，先取《内經》《難經》及張仲景、華佗等有關脉學方面的論述，旁徵博引，采摭群論，然後根據自己的臨床體驗，按照「百病根源，各以類相從」的方法，若綱在綱，依類編排，精心梳理，終於完成了《脉經》這部偉大的著作。

全書共十卷，九十八篇。卷一論三部九候，寸口脉及二十四脉；卷二、卷三則以脉合臟腑經絡，舉其陰陽之虛實，形證之異同，作爲治療依據；卷四診四時、百病死生之分，并論脉法；卷五述仲景、扁鵲脉法；卷六列述諸經病證；卷七至卷九討論脉證治療，其中卷七以傷寒、熱病爲主，卷八爲雜病，卷九爲婦産科、小兒病證；卷十論奇經八脉及右側上下肢諸脉。原有「手檢圖三十一部」，今已亡佚。

《脉經》問世以後，歷代醫學家非常重視，自隋唐以後便被列爲學醫的必讀經典「七經」之一，至今仍有很高的臨床實用價值，并在海外廣爲傳播，在世界醫學發展史上占有重要地位和深遠影響。

《脉經》流傳較廣，版本頗多，現有幾十種刊本。本次影印採用的底本是元天曆庚午（一三三〇）葉氏廣勤書堂刻本。爲便於廣大讀者研習，我們廣泛汲取當代文獻學、校勘學、版本學等方面的研究成果，并參考了王旭東校正《王叔和醫學全書·脉經》等，對文中脱字、衍文、倒文、訛誤、漫漶等進行了校勘，冀以使本書成爲「繼絶存真，傳本揚學，勘正衍誤，典藏範本」。

出版者的话

中醫典籍是中華民族文化寶庫中之瑰寶，其源遠流長，傳千載而不衰，統百世而未墜，在中醫學術發展的歷史長河裏，發揮了不可替代的關鍵作用。

爲保護中醫文化遺産，傳承中醫學術，弘揚中華民族醫藥文化，促進中醫藥事業繁榮與發展，我們特推出《中醫典藏真本叢刊》以饗讀者。

本書收選的原則：一是版本最精、品相最佳的珍本、善本；二是具有代表性和重要性的中醫經典之作；三是具有學術研究和文獻收藏價值的珍貴典籍。在所選版本中不乏珍稀的宋版和元版典籍。我們以「繼絶存真，傳本揚學」爲宗旨，使這些經典的珍稀之作，從圖書館深藏的版本室裏擺上學者的書案，便於研讀，爲學界所用，爲大衆所共用，即可免去使用善本時去圖書館奔波查閱之苦，也可免去使用現代校點本時發生的以訛傳訛之害。正如清嘉慶時著名版本學家、校勘學家顧千里所感歎：「宋元本距今遠者八百餘年，近者不足五百年，而天壤間乃已萬不一存。」故而呼籲：「舉斷不可少之書而墨之，勿失其真，是縮今日爲宋元也，是緩千百年爲今日也。」

由於中醫典籍在流傳中，難免有缺殘、蠹蝕、漫漶之處，或脱漏、倒置、衍文、訛誤等，爲便於閲讀，我們廣泛汲取當代中醫文獻學、校勘學等方面的研究成果，并進行了校勘，以便研讀時參考。本書既有珍稀的版本學價值，又是難得的經典範本，是學習和研究中醫經典必備的重要讀本。

中國中醫藥出版社

二〇二三年十月

校訂説明

《脉經》爲晉·王叔和撰，成書於二一〇—二五九年之間，是中國現存最早的中醫脉學專著。叔和利用做太醫令時搜求的各種脉學文獻，先取《黄帝内經》《難經》，以及張仲景、華佗等有關脉學方面的論述，旁徵博引，采摭群論，參以己見，按照「百病根源，各以類相從」的方法，若綱在綱，依類編排，精心梳理，終於完成了《脉經》這部偉大著作。

《脉經》是中國現存最早的中醫脉學專著，自問世以來被歷代醫家所推崇，向被視爲臨證之圭臬。但由於《脉經》版本衆多，給學習、研究者帶來了一定的困難。本次整理以珍本的元刊本爲底本，採取影印并加以校勘的形式，既有珍貴的文獻價值，又精選了現代《脉經》文獻研究成果。

一、底本：本次整理，是以元天曆庚午年（一三三〇）葉氏廣勤書堂刻本爲底本，在保持底本原貌的基礎上進行必要的校勘。

二、主校本主要有明佚名氏仿宋嘉定十年何大任本（簡稱「仿宋本」）、明吴勉學刻《古今醫統正脉全書》本（簡稱「吴本」）、清光緒楊守敬影宋本（簡稱「楊本」）、清周學海《周氏醫學叢書》本（簡稱「周本」）、《備急千金要方》人民衛生出版社影印本（簡稱《千金要方》）、《針灸甲乙經》人民衛生出版社影印本（簡稱《甲乙經》）、《諸病源候論》人民衛生出版社影印本（簡稱《病源》）等著作。

三、校勘：以對校、本校爲主，他校爲輔。凡是底本與校本顯係不一致，而底本錯訛、脱漏、衍倒者，撰寫校勘記。

四、原書異體字、古字、俗寫字，不予校勘，通假字、避諱字首見出校勘記。

五、底本漫漶處，以虚闕符號「□」表示。

六、本書整理中主要參考的著作有：王旭東校正《王叔和醫學全書》、沈炎南主編《脉經校注》等著作。

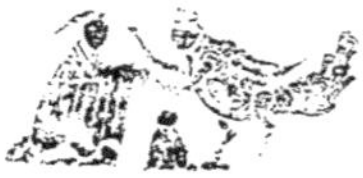

脈經序

晉太醫令王叔和撰

脈理精微，其體難辨，弦緊浮芤，展轉相類，在心易了，指下難明。謂沉爲伏，則方治永乖；以緩爲遲，則危殆立至。況有數候俱見，異病同脈者乎！夫醫藥爲用，性命所繫，和鵲至妙，猶或加思；仲景明審，亦候形證，一毫有疑，則考校以求驗。故傷寒有承氣之戒，嘔噦發下焦之間❶，而遺文遠旨，代寡能用，舊經秘述，奧而不售，遂令末學昧於原本，斥茲偏見，各逞己能，致微痾成膏肓之變，滯固絶振起之望，良有以也。今撰集岐伯以來，逮于華佗，經論要決，合爲十卷，百病根源，各

【校勘】

❶間：仿宋本、周本作「問」。義勝。

以類例相從聲色證候靡不該備其王阮傅戴吳葛
呂張所傳異同咸悉載錄誠能留心研窮究其微頤[1]
則可以比蹤古賢代無夭横矣

天地以生物爲心故古之聖賢著書立論教人
以醫而濟人之生也得其書而自秘者豈天地
聖賢之心乎夫治病莫重於明脉脉之法莫出於
王氏脉經之爲精密本堂既藏不敢自秘先以
鍼灸資生經梓行矣今復刻脉經與衆共之庶
以傳當世濟人之道且無負古人著書之意云
旹天曆庚午仲夏建安葉日增誌于廣勤書堂

【校勘】

[1] 頤：仿宋本、吳本作「賾」。爲是，當改。

新刊王氏脉經目錄

朝散大夫守光祿卿直秘閣判登聞檢院上護軍臣林億等類次

卷第一〔一〕

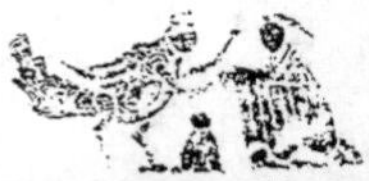

卷第五（一一三）

卷第六（一三五）

卷第八〔二四七〕

目録畢

新刊王氏脉經卷第一

朝散大夫守光祿卿直秘閣判登聞檢院上護軍臣林億等類次

○脉形狀指下秘決第一 二十四種

浮脉舉之有餘，按之不足。浮於手下

芤脉浮大而軟，按之中央空，兩邊實。一曰手下無，兩傍有

洪脉極大在指下。一曰浮而大

滑脉往來前却，流利展轉，替替然與數相似。一曰浮中如有力。一曰漉漉如欲脫

數脉去來促急。一曰一息六七至。一曰數者進之名

促脉來去數，時一止復來。

弦脉舉之無有，按之如弓弦狀。一曰如張弓弦，按之不移。又曰浮緊爲弦

緊脉數如切繩狀。一曰如轉索之無常

沉脉舉之不足按之有餘一曰重按之乃得

伏脉極重指按之著骨乃得一曰手下裁動一曰按之不足舉之無有一曰關上沉不出名曰伏

革脉有似沉伏實大而長微弦千金翼以革為牢

實脉大而長微強按之隱指愊愊然一曰沉浮皆得

微脉極細而軟或欲絶若有若無一曰小也一曰手下快一曰浮而薄一曰按之如欲盡

濇脉細而遲往來難且散或一止復來一曰浮而短一曰短而止或曰散也

細脉小大於微常有但細耳

軟脉極軟而浮細一曰按之無有舉之有餘一曰細小而軟軟一作濡曰濡者如白衣在水中輕手相得

弱脉極軟而沉細按之欲絶指下一曰按之乃得舉之無有

虛脉遲大而軟按之不足隱指豁豁然空

散脉大而散散者氣實血虛有表無裏

緩脉去來亦遲小駛於遲一曰浮大而軟陰浮與陽同等

遲脈呼吸三至，去來極遲。一曰舉之不足，按之盡牢。一曰按之盡牢，舉之無有。

結脈往來緩，時一止復來。按之來緩，時一❶指者，名結陽。初來動止，更來小數，不能自還，舉之則動，名結陰。

代脈來數中止，不能自還，因而復動。脈結者生，代者死。

動脈見於關上，無頭尾，大如豆，厥厥然動搖。傷寒論云：陰陽相搏，名曰動。陽動則汗出，陰動則發熱，形冷惡寒。數脈見於關上，上下無頭尾，如豆大，厥厥動搖者，名曰動。

浮與芤相類與洪相類　弦與緊相類

滑與數相類　革與實相類千金翼云牢與實相類

沈與伏相類　微與濇相類

軟與弱相類　緩與遲相類軟與遲相類

平脈早晏法第二

黃帝問曰：夫診脈常以平旦，何也？岐伯對曰：平旦者，陰氣未動，

【校勘】

❶指：據文義，當作「止」。

陽氣未散飲食未進經脈未盛絡脈調均(內經作調勻)氣血未亂故乃可診過此非也(千金同素問太素云有過之脈)切脈動靜而視精明察五色觀五藏有餘不足六腑強弱形之盛衰以此參伍決死生之分

分別三關境界脈候所主第三

從魚際至高骨(其骨自高)却行一寸其中名曰寸口從寸至尺名曰尺澤故曰尺寸寸後尺前名曰關陽出陰入以關為界陽出三分陰入三分故曰三陰三陽陽生於尺動於寸陰生於寸動於尺寸主射上焦出頭及皮毛竟手關主射中焦腹及腰尺主射下焦少腹至足

辨尺寸陰陽榮衛度數第四

夫十二經皆有動脈獨取寸口以決五藏六腑死生吉凶之候者何謂也然寸口者脈之大會手太陰之動脈也人一呼脈行

三寸一吸脉行三寸呼吸定息脉行六寸人一日一夜凡一萬三千五百息脉行五十度周於身漏水下百刻榮衛行陽二十五度行陰亦二十五度爲一周也晬時故五十度而復會於手太陰太陰者寸口也即五藏六腑之所始終故法取於寸口

脉有尺寸何謂也然尺寸者脉之大會要也從關至尺是尺内陰之所治也從關至魚際是寸口内陽之所治也故分寸爲尺分尺爲寸故陰得尺内一寸陽得寸内九分尺寸終始一寸九分故曰尺寸也

脉有太過有不及有陰陽相乘有覆有溢有關有格何謂也然關之前者陽之動也脉當見九分而浮過者法曰太過減者法曰不及遂上魚爲溢爲外關内格此陰乘之脉也關之後者陰之動也脉當見一寸而沉過者法曰太過減者法曰不及遂入

尺爲覆爲內關外格此陽乘之脉故曰覆溢是眞藏之脉也人不病自死

平脈視人大小長短男女逆順法第五

凡診脉當視其人大小長短及性氣緩急脉之遲速大小長短皆如其人形性者則吉反之者則爲逆也脉三部大都欲等只如小人細人婦人脉小軟小兒四五歲脉呼吸八至細數者吉千金翼云人大而脉細人細而脉大人樂而脉實人苦而脉虛性急而脉緩性緩而脉躁人壯而脉細人羸而脉大此皆爲逆逆則難治反此爲順順則易治凡婦人脉常欲濡弱於丈夫小兒四五歲者脉自駃疾呼吸八至也男左大爲順女右大爲順

肥人脉沉瘦人脉浮

持脈輕重法第六

脉有輕重何謂也然初持脉如三菽之重與皮毛相得者肺部也菽者小豆言脉輕如三小豆之重溫盈作皮毛之間者肺氣所行故言肺部也如六菽之重與血脉

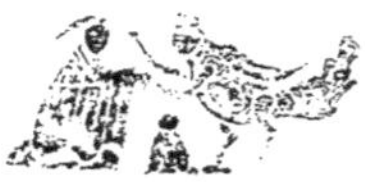

相得者心部也（心主血脈次於肺如六豆之重）如九（一云）菽之重與肌肉相得者脾部也（脾在中央主肌肉故次心如九豆之重）如十二（一云）菽之重與筋平者肝部也（肝主筋又在脾下故次之）按之至骨舉之來疾者腎部也（腎主骨其脈沉至骨）故曰輕重也

兩手六脈所主五藏六腑陰陽逆順第七

脈法讚云肝心出左脾肺出右腎與命門俱出尺部魂魄穀神皆見寸口左主司官右主司府左大順男右大順女關前一分人命之主左為人迎右為氣口神門決斷兩在關後人無二脈病死不愈（一云）諸經損減各隨其部察按陰陽誰與先後（千金云三陰三陽誰先誰後）陰病治官陽病治府奇邪所舍如何捕取審而知者鍼入病愈

心部在左手關前寸口是也即手少陰經也與手太陽為表裏以小腸合為府合於上焦名曰神庭在龜（一作鳩）尾下五分

肝部在左手關上是也足厥陰經也與足少陽爲表裏以膽合爲府合於中焦名曰胞門一作少陽在大倉左右三寸

腎部在左手關後尺中是也足少陰經也與足太陽爲表裏以膀胱合爲府合於下焦在關元左

肺部在右手關前寸口是也手太陰經也與手陽明爲表裏以大腸合爲府合於上焦名呼吸之府在雲門

脾部在右手關上是也足太陰經也與足陽明爲表裏以胃合爲府合於中焦脾胃之間名曰章門在季脇前一寸半

腎部在右手關後尺中是也足少陰經也與足太陽爲表裏以膀胱合爲府合於下焦在關元右左屬腎右爲子户名曰三焦

辨藏府❶病脉陰陽大法第八

脉何以知藏府之病也然數者府也遲者藏也數即有熱遲即

【校勘】

❶臟腑：底本目録作「腑臟」。

生寒諸陽為熱諸陰為寒故別知藏府之病也府者陽故其脉數藏者陰故其脉遲陽行遲病則數陰行疾病則遲

脉來浮大者此為肺脉也脉來沉滑如石腎脉也脉來如弓弦者肝脉也脉來疾去遲心脉也脉來當見而不見為病病有深淺但當知如何受邪

辨脉陰陽大法第九

脉有陰陽之法何謂也然呼出心與肺吸入腎與肝呼吸之間脾受穀味也其脉在中浮者陽也沉者陰也故曰陰陽

心肺俱浮何以別之然浮而大散者心也浮而短濇者肺也腎肝俱沉何以別之然牢而長者肝也按之耎舉指來實者腎也脾者中州故其脉在中千金翼云遲緩而長者脾也是陰陽之脉也脉有陽盛陰虛陰盛陽虛何謂也然浮之損小沉之實大故曰陰盛陽

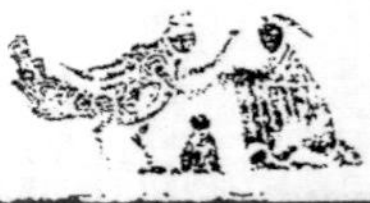

虛沈之損小浮之實大故曰陽盛陰虛是陰陽虛實之意也陽脉見寸口浮而實大今輕手浮之更損減而小故言陽虛重手按之反更實大而沈故言陰實

經言脉有一陰一陽一陰二陽一陰三陽有一陽一陰一陽二陰一陽三陰如此言之寸口有六脉俱動耶然經言如此者非有六脉俱動也謂浮沈長短滑濇也浮者陽也滑者陽也長者陽也沈者陰也濇者陰也短者陰也所以言一陰一陽者謂脉來沈而滑也一陰二陽者謂脉來沈滑而長也一陰三陽者謂脉來浮滑而長時一沈也所以言一陽一陰者謂脉來浮而濇也一陽二陰者謂脉來長而沈濇也一陽三陰者謂脉來沈濇而短時一浮也各以其經所在名病之逆順也凡脉大爲陽浮爲陽數爲陽動爲陽長爲陽滑爲陽沈爲陰濇爲陰弱爲陰弦爲陰短爲陰微爲陰是爲三陰三陽也陽病見陰脉者反也主

死陰病見陽脉者順也主生關前爲陽關後爲陰陽數則吐血陰微則下利陽絃則頭痛陰絃則腹痛陽微則發汗陰微則自下陽數口生瘡陰數加微必惡寒而煩撓不得眠也陰附陽則❶強陽附陰則癲得陽屬腑得陰屬藏無陽則厥無陰則嘔陽微則不能呼陰微則不能吸呼吸不足胷中短氣依此陰陽以察病也

寸口脉浮大而疾者名曰陽中之陽病苦煩滿身熱頭痛腹中熱

寸口脉沈細者名曰陽中之陰病苦傷悲不樂惡聞人聲少氣時汗出陰氣不通臂不能舉

尺脉沈細者名曰陰中之陰病苦兩脛酸疼不能久立陰氣衰小便餘瀝陰下濕癢

尺脉滑而浮大者名曰陰中之陽病苦小腹痛滿不能溺溺即

【校勘】

❶ 强：仿宋本、周本作「狂」。爲是，當改。

陰中痛大便亦然

尺脉牢而長關上無有此爲陰干陽其人苦兩脛重少腹引腰痛寸口脉壯大尺中無有此爲陽干陰其人苦腰背痛陰中傷足脛寒夫風傷陽寒傷陰陽病順陰陰病逆陽陽病易治陰病難治在腸胃之間以藥和之若在經脉之間鍼灸病已

平虛實第十

人有三虛三實何謂也然有脉之虛實有病之虛實有診之虛實脉之虛實者脉來耎者爲虛牢者爲實病之虛實者出者爲虛入者爲實言者爲虛不言者爲實緩者爲虛急者爲實診之虛實者癢者爲虛痛者爲實外痛內快爲外實內虛內痛外快爲內實外虛故曰虛實也

問曰何謂虛實荅曰邪氣盛則實精氣奪則虛何謂重實所謂

重實者言大熱病氣熱脉滿是謂重實

問曰經絡俱實如何何以治之荅曰經絡皆實是寸脉急而尺緩也當俱治之故曰滑則順濇則逆夫虛實者皆從其物類始五藏骨肉滑利可以長久

從横逆順伏匿脉第十一

問曰脉有相乘有從（仲景從字作縱字）有横有逆有順何謂也師曰水行乘火金行乘木名曰從火行乘水木行乘金名曰横水行乘金火行乘木名曰逆金行乘水木行乘火名曰順

經言脉有伏匿者伏匿於何藏而言伏匿也然謂陰陽更相乘更相伏也脉居陰部反見陽脉者爲陽乘陰也脉雖時沉濇而短此陽中伏陰脉居陽部反見陰脉者爲陰乘陽也脉雖時浮滑而長此爲陰中伏陽也重陰者癲重陽者狂脫陽者見鬼脫

陰者目盲

辨災怪恐怖雜脉第十二

問曰：脉有殘賊，何謂？師曰：脉有絃、有緊、有濇、有滑、有浮、有沉，此六脉爲殘賊，能與諸經作病。

問曰：嘗爲人所難，緊脉何所從而來？師曰：假令亡汗若吐，肺中寒，故令緊。假令欬者，坐飲冷水，故令緊。假令下利者，以胃中虚冷，故令緊也。

問曰：翕奄沉，名曰滑，何謂？師曰：沉爲純陰，翕爲三❶陽，陰陽和合，故脉滑也。

問曰：脉有災怪，何謂？師曰：假令人病，脉得太陽，脉與病形證相應，因爲作湯。比還送湯之時，病者因反大吐若下痢（仲景痢字作利），病腹中痛。因問言：我前來脉時，不見此證，今反變異，故是名爲災

【校勘】

❶三：《傷寒論·平脉法》作「正」。爲是，當改。

恠。因問何緣作此吐痢，荅曰：或有先服藥，今發作，故爲災恠也。

問曰：人病恐怖，其脉何類？師曰：形脉如循絲累累然，其面白脫色也。

問曰：人媿者，其脉何等類？師曰：其脉自浮而弱，面形❶乍白乍赤。

問曰：人不飲，其脉何類？師曰：其脉自濇❷，而唇口乾燥也。言遲者，風也。搖頭言者，其裏痛也。行遲者，其表強也。坐而伏者，短氣也。坐而下一膝者，必腰痛。裏實護腹如懷卵者，必心痛。師持脉，病人欠者，無病也。脉之因伸者，無病也。一云呻者病也。假令向壁卧，聞師到不驚起而目眄視，一云反面仰視。若三言三止，脉之咽唾，此爲詐病。假令脉自和，處言此病大重，當須服吐下藥，鍼灸數十百處乃愈。

疑有闕文

遲疾短長雜病法第十三

黃帝問曰：余聞胃氣、手少陽三焦、四時五行脉法。夫人❸言脉有三陰三陽，知病存亡，脉外以知內，尺寸大小，願聞之。岐伯曰：寸

【校勘】

❶形：《傷寒論·平脉法》作「色」。形，容色。《穀梁傳·桓十四年》：「望遠者，察其貌而不察其形。」形、色，義近。

❷濇：仿宋本、吴本、周本作「弦」。可參。

❸人：仿宋本、吴本、周本作「子」。義勝。

口之中外别浮沉前後左右虛實死生之要皆見寸口之中脉從前來者爲實邪從後來者爲虛邪從所不勝來者爲賊邪從所勝來者爲微邪自病一作得者爲正邪外結者病癰腫内結者病疝瘕也閒來而急者病正在心癥氣也脉來疾者爲風也脉來滑者爲病食也脉來滑躁者病有熱也脉來濇者爲病寒濕也脉逆順之道不與衆謀

師曰夫呼者脉之頭也初持之來疾去遲此爲出疾入遲爲内虛外實初持脉來遲去疾此爲出遲入疾爲内實外虛也

脉數則在府遲則在藏脉長而弦病在肝扁鵲云病出於肝脉小血少病在心扁鵲云脉大而洪病出於心脉下堅上虛病在脾胃扁鵲云病出於脾胃脉滑一作濇而微浮病在肺扁鵲云病出於肺脉大而堅病在腎扁鵲云小而緊脉滑者多血少氣脉濇者少血多氣脉大者血氣俱多又云脉來大

而堅者血氣俱實脉小者血氣俱少又云脉來細而微者血氣俱虛沈細滑疾者熱遲緊爲寒（又云洪數滑疾爲熱濇遲沈細爲寒）脉盛滑緊者病在外熱脉小實而緊者病在内冷脉小弱而濇者謂之久病脉滑浮而疾者謂之新病脉浮滑其人外熱風走刺有飲難治脉沈而緊上焦有熱下寒得冷即便下脉沈而細下焦有寒小便數時苦絞痛下利重脉浮緊且滑直者外熱内冷不得大小便脉洪大緊急病速進在外苦頭發熱癰腫脉細小緊急病速進在中寒爲疝瘕積聚腹中刺痛脉沈重而直前絶者病血在腸間脉沈重而中散者因寒食成癥脉直前而中散絶者病消渴（一云病浸淫痛）脉沈重前不至寸口徘徊絶者病在肌肉遁尸脉左轉而沈重者氣癥❶陽在胷中脉右轉出不至寸口者内有肉癥脉累累如貫珠不前至有風寒在大腸伏留不去脉累累中止

【校勘】

❶癥：《千金要方》卷二十八《分别病形狀》作「微」。義勝。

不至寸口輭者結熱在小腸膜中伏留不去脉直前左右彈者病在血脉中衃血也脉後而左右彈者病在筋骨中也脉大後小即頭痛目眩脉前小後大即胷滿短氣上部有脉下部無脉其人當吐不吐者死上部無脉下部有脉雖困無所苦夫脉者血之府也長則氣治短則氣病數則煩心大則病進上盛則氣高下盛則氣脹代則氣衰細則氣少太素細作滑濇則心痛渾渾革革至如涌泉病進而危弊弊綽綽其去如絃絶者死短而急者病在上長而緩者病在下沈而緊急者病在内浮而洪大者病在外脉實者病在内脉虚者病在外在上為表在下為裏浮為在表沈為在裏

平人得病所起❶第十四

何以知春得病無肝脉也無心脉夏得病無肺脉秋得病無腎

【校勘】

❶起：目録「起」下有「脉」字。

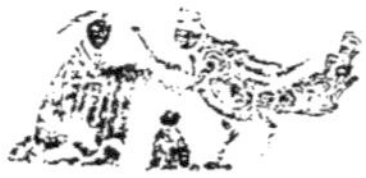

脉冬得病無脾脉四季之月得病

假令肝病者西行若食雞肉得之當以秋時發得病以庚辛日也家有腥死女子見之以明要為災不者若感金銀物得之（明要二字疑誤）

假令脾病東行若食雉兔肉及諸木果實得之不者當以春時發得病以甲乙日也

假令心病北行若食豚魚得之不者當以冬時發得病以壬癸日也

假令肺病南行若食馬肉及麞鹿肉得之不者當以夏時發得病以丙丁日也

假令腎病中央若食牛肉及諸土中物得之不者當以長夏時發得病以戊己日也

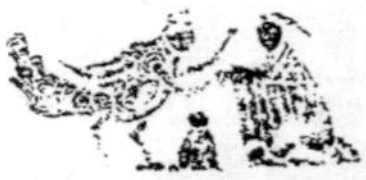

假令得王脉當於縣官家得之

假令得相脉當於嫁娶家得之或相慶賀家得之

假令得胎脉當於產乳家得之

假令得囚脉當於囚徒家得之

假令得休脉其人素有宿病不治自愈

假令得死脉當於死喪家感傷得之

何以知人露卧得病陽中有陰也

何以知人夏月得病諸陽入陰也

何以知人食飲中毒浮之無陽微細之不可知也但有陰脉來疾去疾此相為水氣之毒也脉遲者食乾物得之

診病將差難已脉第十五

問曰假令病人欲差脉而知愈何以别之

師曰寸關尺大小遲疾浮沈同等雖有寒熱不解者此脉陰陽爲平復當自愈

人病其寸口之脉與人迎之脉大小及浮沈者等病難已

新刊王氏脉經卷第一

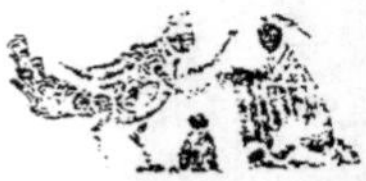

新刊王氏脈經卷第二

朝散大夫守光祿卿直秘閣判登聞檢院上護軍臣林億等類次

平三關陰陽二十四氣脈第一

平人迎神門氣口前後脈第二

平三關病候并治宜第三

平奇經八脈病第四八脈爲病不在十二經，故以繫此卷之末

平三關陰陽二十四氣脈第一

左手關前寸口陽絕者，無小腸脈也。苦臍痺，小腹中有疝❶瘕，王月王字一本作五即冷上搶心。刺手心主經，治陰。心主在掌後橫理❷中即太陵穴也。

左手關前寸口陽實者，小腸實也。苦心下急痺一作急痛，小腸有熱，

【校勘】

❶疝：仿宋本、吴本、周本作「症」。

❷理：《千金要方》卷十四《小腸腑脈論》作「文」。《韓非子·解老》：理者，成物之文也。長短大小、方圓堅脆、輕重白黑之謂理。理、文（紋），義近。

小便赤黄，刺手太陽經，治陽（一作手少陽者非）。太陽在手小指外側本節陷中（即後谿穴也）。

左手關前寸口陰絶者，無心脉也。苦心下毒痛，掌中熱，時時善嘔，口中傷爛。刺手太陽經，治陽。

左手關前寸口陰實者，心實也。苦心下有水氣，憂恚發之。刺手心主經，治陰。

左手關上陽絶者，無膽脉也。苦膝疼，口中苦，眯目，善畏如見鬼狀，多驚少力。刺足厥陰經，治陰。在足大指間（即行間穴也），或刺三毛中。

左手關上陽實者，膽實也。苦腹中實不安，身軀習習也。刺足少陽經，治陽。在足上第二指本節後一寸（第二指當云小指次指，即臨泣穴也）。

左手關上陰絶者，無肝脉也。苦癃，遺溺，難言，脅下有邪氣，善吐。刺足少陽經，治陽。

左手關上陰實者，肝實也。苦肉中痛，動善轉筋。刺足厥陰經，治陰。

左手關後尺中陽絶者，無膀胱脉也。苦逆冷，婦人月使不調，王月則閉，男子失精，尿有餘瀝。刺足少陰經，治陰。在足内踝下動脉。（即太谿穴也）

左手關後尺中陽實者，膀胱實也。苦逆冷，脅下有邪氣相引痛。刺足太陽經，治陽。在足小指外側本節後陷中。（即京骨穴也）

左手關後尺中陰絶者，無腎脉也。苦足下熱，兩髀裏急，精氣竭少，勞倦所致。刺足太陽經，治陽。

左手關後尺中陰實者，腎實也。苦恍惚，健忘，目視䀮䀮，耳聾悵悵，善鳴。刺足少陰經，治陰。

右手關前寸口陽絶者，無大腸脉也。苦少氣，心下有水氣，立秋節即欬。刺手太陰經，治陰。在魚際間。（即太淵穴也）

右手關前寸口陽實者，大腸實也。苦腸中切痛，如錐刀所刺，無休息時。刺手陽明經，治陽。在手腕中（即陽谿穴也）。

右手關前寸口陰絶者，無肺脉也。苦短氣欬逆，喉中塞，噫逆。刺手陽明經，治陽。

右手關前寸口陰實者，肺實也。苦少氣，胷中滿彭彭，與肩相引。刺手太陰經，治陰。

右手關上陽絶者，無胃脉也。苦吞酸，頭痛，胃中有冷。刺足太陰經，治陰。在足大指本節後一寸（即公孫穴也）。

右手關上陽實者，胃實也。苦腸中伏伏（一作幅幅），不思食物，得食不能消。刺足陽明經，治陽。在足上動脉（即衝陽穴也）。

右手關上陰絶者，無脾脉也。苦少氣下利，腹滿身重，四肢不欲動，善嘔。刺足陽明經，治陽。

右手關上陰實者肺實也苦腸中伏伏如堅狀大便難刺足太陰經治陰

右手關後尺中陽絕者無子户脉也苦足逆寒絕產帶下無子陰中寒刺足少陰經治陰

右手關後尺中陽實者膀胱實也苦少腹滿引腰痛刺足太陽經治陽

右手關後尺中陰絕者無腎脉也苦足逆冷上搶胸痛夢入水見鬼善厭寐黑色物來掩人上刺足太陽經治陽

右手關後尺中陰實者腎實也苦骨疼腰脊痛内寒熱刺足少陰經治陰

右脉二十四氣事

平人迎神門氣口前後脉第二

心實[1]

左手寸口人迎以前脉陰實者，手厥[3]陰經也。病苦閉，大便不利，腹滿，四肢重，身熱，苦胃脹。刺三里。

心虛[2]

左手寸口人迎以前脉陰虛者，手厥[3]陰經也。病苦悸恐不樂，心腹痛，難以言，心如寒狀，恍惚。

小腸實[1]

左手寸口人迎以前脉陽實者，手太陽經也。病苦身熱，熱來去，汗出（一作汗不出）而煩，心中滿，身重，口中生瘡。

小腸虛[2]

左手寸口人迎以前脉陽虛者，手太陽經也。病苦顱際偏頭痛，耳頰痛。

【校勘】

[1] 實：《千金要方》卷十三《心虛實》「實」下有「熱」字。

[2] 虛：《千金要方》卷十三《心虛實》「虛」下有「寒」字。

[3] 厥：《千金要方》卷十三《心虛實》作「少」。爲是，當改。

心小腸俱實

左手寸口人迎以前脉陰陽俱實者手少陰與太陽經俱實也病苦頭痛身熱大便難心腹煩滿不得臥以胃氣不轉水穀實也

心小腸俱虛

左手寸口人迎以前脉陰陽俱虛者手少陰與太陽經俱虛也病苦洞泄苦寒少氣四肢寒腸澼

肝實

左手關上脉陰實者足厥陰經也病苦心下堅滿常兩脅痛自忿忿如怒狀

肝虛

左手關上脉陰虛者足厥陰經也病苦脅下堅寒熱腹滿不欲飲食腹脹悒悒不樂婦人月經不利腰腹痛

膽實

左手關上脉陽實者足少陽經也病苦腹中氣滿飲食不下咽乾頭重痛洒洒惡寒脇痛

膽虚

左手關上脉陽虚者足少陽經也病苦眩厥痿足指不能摇躄坐不能起僵仆目黄失精䀮䀮

肝膽俱實

左手關上脉陰陽俱實者足厥陰與少陽經俱實也病苦胃脹嘔逆食不消

肝膽俱虚

左手關上脉陰陽俱虚者足厥陰與少陽經俱虚也病苦恍惚尸厥不知人妄見少氣不能言時時自驚

腎實

左手尺中神門以後脉陰實者足少陰經也病苦膀胱脹閉少腹與腰脊相引痛

左手尺中神門以後脉陰實者足少陰經也病苦舌燥咽腫心煩嗌乾胷脇時痛喘欬汗出小腹脹滿腰背彊急體重骨熱小便赤黃好怒好忘足下熱疼四肢黑耳聾

腎虚

左手尺中神門以後脉陰虚者足少陰經也病苦心中悶下重足腫不可以按地

膀胱實

左手尺中神門以後脉陽實者足太陽經也病苦逆滿腰中痛不可俛仰勞也

膀胱虛

左手尺中神門以後脉陽虛者足太陽經也病苦脚中筋急腹中痛引腰背不可屈伸轉筋惡風偏枯腰痛外踝後痛

腎膀胱俱實

左手尺中神門以後脉陰陽俱實者足少陰與太陽經俱實也病苦脊彊反折戴眼氣上搶心脊痛不能自反側

腎膀胱俱虛

左手尺中神門以後脉陰陽俱虛者足少陰與太陽經俱虛也病苦小便利心痛背寒時時少腹滿

肺實

右手寸口氣口以前脉陰實者手太陰經也病苦肺脹汗出若露上氣喘逆咽中塞如欲嘔狀

肺虛

右手寸口氣口以前脉陰虛者，手太陰經也。病苦少氣不足以息，嗌乾不朝津液。

大腸實

右手寸口氣口以前脉陽實者，手陽明經也。病苦腹滿善喘欬，面赤身熱，喉咽一本作咽喉中如核狀。

大腸虛

右手寸口氣口以前脉陽虛者，手陽明經也。病苦胷中喘，腸鳴虛渴，脣口乾，目急善驚，泄白。

肺大腸俱實

右手寸口氣口以前脉陰陽俱實者，手太陰與陽明經俱實虛，病苦頭痛目眩，驚狂喉痺痛，手臂捲捲一作倦一作踡，脣吻不收。

肺大腸俱虛

右手寸口氣口以前脉陰陽俱虛者手太陰與陽明經俱虛也病苦耳鳴嘈嘈時妄見光明情中不樂或如恐怖

脾實

右手關上脉陰實者足太陰經也病苦足寒脛熱腹脹滿煩擾不得卧

脾虛

右手關上脉陰虛者足太陰經也病苦泄注腹滿氣逆霍亂嘔吐黃疸心煩不得卧腸鳴

胃實❶

右手關上脉陽實者足陽明經也病苦腹中堅痛而熱千金作病苦頭痛汗不出如溫瘧脣口乾善噦乳癰缺盆腋下腫痛

【校勘】

❶實：《千金要方》卷十六《胃虛實》「實」下有「熱」字。

胃虛❶

右手關上脉陽虛者，足陽明經也。病苦脛寒，不得卧，惡寒洒洒，目急，腹中痛，虛鳴（外臺作耳虛鳴），時寒時熱，脣口乾，面目浮腫。

脾胃俱實

右手關上脉陰陽俱實者，足太陰與陽明經俱實也。病苦脾脹腹堅，搶脇下痛，胃氣不轉，大便難，時反泄利，腹中痛，上衝肺肝，動五藏，立❷喘鳴，多驚，身熱，汗不出，喉痺，精少。

脾胃俱虛

右手關上脉陰陽俱虛者，足太陰與陽明經俱虛也。病苦胃中如空狀，少氣不足以息，四逆寒，泄注不已。

腎實

右手尺中神門以後脉陰實者，足少陰經也。病苦痺，身熱，心痛

【校勘】

❶虛：《千金要方》卷十六《胃虛實》「虛」下有「寒」字。

❷立：仿宋本、周本、吳本作「並」。形近而誤，當改。

脊脇相引痛足逆熱煩

腎虚

右手尺中神門以後脉陰虚者足少陰經也病苦足脛小弱惡風寒脉代絶時不至足寒上重下輕行不可以按地少腹脹滿上搶胷脇痛引肋下

膀胱實

右手尺中神門以後脉陽實者足太陽經也病苦轉胞不得小便頭眩痛煩滿脊背强

膀胱虚

右手尺中神門以後脉陽虚者足太陽經也病苦肌肉振動脚中筋急耳聾忽忽不聞惡風颼颼作聲

腎膀胱俱實

右手尺中神門以後脉陰陽俱實者足少陰與太陽經俱實也
病苦癲疾頭重與目相引痛厥欲起走反眼大風多汗

腎膀胱俱虛

右手尺中神門以後脉陰陽俱虛者足少陰與太陽經俱虛也
病苦心痛若下重不自收篡反出時時苦洞泄寒中泄[1]腎心俱
痛○一說云腎有左右而膀胱無二今用當以左腎合膀胱右
腎合三焦

平三關病候并治宜第三

寸口脉浮中風發熱頭痛宜服桂枝湯葛根湯針風池風府向
火灸身摩治風膏覆令汗出

寸口脉緊苦頭痛骨肉疼是傷寒宜服麻黄湯發汗針眉衝顳
顬摩治傷寒膏

【校勘】

[1] 泄：《千金要方》卷十九《腎虛實》無。

寸口脉微苦寒爲衄宜服五味子湯摩茱萸膏令汗出

寸口脉數即爲吐以有熱在胃管[1]熏胷中宜服藥吐之及針胃管服除熱湯若是傷寒七八日至十日熱在中煩滿渴者宜服知母湯

寸口脉緩皮膚不仁風寒在肌肉宜服防風湯以藥薄熨之摩以風膏灸諸治風穴

寸口脉滑陽實胷中壅滿吐逆宜服前胡湯針太陽巨闕瀉之

寸口脉弦心下愊愊微頭痛心下有水氣宜服甘遂圓針期門瀉之

寸口脉弱陽氣虛自汗出而短氣宜服茯苓湯内補散適飲食消息勿極勞針胃管補之

寸口脉濇是胃氣不足宜服乾地黄湯自養調和飲食針三里

【校勘】

❶管：通「脘」。《靈樞·上膈》：「蟲寒則積聚，守於下管。」《甲乙經》卷十一《邪氣聚於下脘發內癰》「管」均作「脘」。

補之三里一作胃管

寸口脉芤，吐血微芤者衄血，空虛去血故也。宜服竹皮湯、黃土湯，灸膻中。

寸口脉伏，胸中逆氣，噎塞不通，是胃中冷氣上衝心胸。宜服前胡湯、大三建圓，針巨闕、上管，灸膻中。

寸口脉沉，胸中引脅痛，胸中有水氣。宜服澤漆湯，針巨闕瀉之。

寸口脉濡，陽氣弱，自汗出，是虛損病。宜服乾地黃湯、著❶預圓、內補散、牡蠣散并粉，針太衝補之。

寸口脉遲，上焦有寒，心痛咽酸，吐酸水。宜服附子湯、生薑湯，調和飲食以煖之。

寸口脉實即生熱，在脾肺，嘔逆氣塞；虛即生寒，在脾胃，食不消化。有熱即宜服竹葉湯、葛根湯；有寒宜服茱萸圓、生薑湯。

【校勘】

❶ 著：《金匱要略·血痹虛勞病脉證并治》作「薯」。形近致誤，當改。

寸口脉細發熱吸[1]吐宜服黄芩龍膽湯吐不止宜服橘皮桔梗湯灸中府

寸口脉洪大胸脇滿宜服生薑湯白薇圓亦可紫菀湯下之針上管期門章門

右上部寸口十七條

關脉浮腹滿不欲食浮爲虚滿宜服平胃圓茯苓湯生薑前胡湯針胃管先瀉後補之

關脉緊心下苦滿急痛脉緊者爲實宜服茱萸當歸湯又大黄湯兩治之良針巨闕下管瀉之（千金云服茱萸當歸湯又加大黄二兩佳）

關脉微胃中冷心下拘急宜服附子湯生薑湯附子圓針巨闕補之

關脉數胃中有客熱宜服知母圓除熱湯針巨闕上管瀉之

【校勘】

[1] 吸：《千金要方》卷二十八《三關主對法》作「嘔」。爲是，當改。

關脉緩其人不欲食此胃氣不調脾胃不足宜服平胃圓補脾湯針章門補之

關脉滑胃中有熱滑爲熱實以氣滿故不欲食食即吐逆宜服紫菀湯下之大平胃圓針胃管瀉之（千金云宜服朴消麻黄湯平胃圓）

關脉弦胃中有寒心下厥逆此以胃氣虛故爾宜服茱萸湯溫調飲食針胃管補之

關脉弱胃氣虛胃中有客熱脉弱爲虛熱作❶病其說云有熱不可大攻之熱去則寒起正宜服竹葉湯針胃管補之

關脉濇血氣逆冷脉濇爲血虛以中焦有微熱宜服乾地黄湯❷內補散針足太衝上補之

關脉芤大便去血數斗❸者以膈俞傷故也宜服生地黄并生竹皮湯灸膈俞若重下去血者針關元甚者宜服龍骨圓必愈

【校勘】

❶病：仿宋本、吴本、周本作「痛」。義勝。

❷內：《千金要方》卷二十八《三關主對法》作「四」。

❸斗：仿宋本、吴本、楊本、周本作「昇」。爲是，當改。

關脉伏，中焦有水氣，溏泄。宜服水銀圓，針關元，利小便，溏泄便止。

關脉沉，心下有冷氣，苦滿吞酸。宜服白薇茯苓圓、附子湯，針胃管補之。

關脉濡，苦虛冷，脾氣弱，重下病。宜服赤石脂湯、女萎圓，針關元補之。

關脉遲，胃中寒。宜服桂枝圓、茱萸湯，針胃管補之。

關脉實，胃中痛。宜服梔子湯、茱萸烏頭圓，針胃管補之。

關脉牢，脾胃氣塞，盛熱，即腹滿響響。宜服紫菀圓、瀉脾圓，針灸胃管瀉之。

關脉細，❶虛，腹滿。宜服生薑茱萸蜀椒湯、白薇圓，針灸三管。

關脉洪，胃中熱，必煩滿。宜服平胃圓，針胃管，先瀉後補之。

右中部關脉十八條

【校勘】

❶虛：仿宋本、吴本、周本前有「脾胃」二字，與前文例相契合。當補。

尺脈浮下熱風小便難宜服瞿麥湯滑石散針橫骨關元瀉之

尺脈緊臍下痛宜服當歸湯灸天樞針關元補之

尺脈微厥逆小腹中拘急有寒氣宜服小建中湯（一本更有四順湯）針氣海

尺脈數惡寒臍下熱痛小便赤黃宜服雞子湯白魚散針橫骨瀉之

尺脈緩脚弱下腫小便難有餘瀝宜服滑石湯[1]瞿麥散[2]針橫骨瀉之

尺脈滑血氣實婦人經脈不利男子尿血宜服朴消煎大黃湯下去經血針關元瀉之

尺脈弦小腹疼小腹及脚中拘急宜服建中湯當歸湯針血海[3]瀉之

【校勘】

[1] 湯：仿宋本、吴本、周本作「散」。

[2] 散：仿宋本、吴本、周本作「湯」。

[3] 血海：仿宋本、吴本、周本作「氣海」。爲是，當改。

尺脉弱，陽氣少，發熱骨煩，宜服前胡湯、乾地黄湯、茯苓湯，針關元補之。

尺脉濇，足脛逆冷，小便赤，宜服附子四逆湯，針足太衝補之。

尺脉芤，下焦虚，小便去血，宜服竹皮生地黄湯，灸丹田、關元，亦針補之。

尺脉伏，小腹痛，癥瘕，水穀不化，宜服大平胃圓、桔梗圓，針關元補之。（桔梗圓一云結腸圓）

尺脉沉，腰背痛，宜服腎氣圓，針京門補之。

尺脉濡，苦小便難（千金云脚不收風痺），宜服瞿麥湯、白魚散，針關元瀉之。

尺脉遲，下焦有寒，宜服桂枝圓，針氣海、關元補之。

尺脉實，小腹痛，小便不禁，宜服當歸湯加大黄一兩，以利大便，針關元補之，止小便。

尺脉牢腹滿陰中急宜服葶藶子茱萸圓針丹田關元中極

右下部尺脉十六條

平奇經八脉病第四

脉有奇經八脉者何謂也然有陽維有陰維有陽蹻有陰蹻有衝有督有任有帶之脉凡此八脉者皆不拘於經故曰奇經八脉也經有十二絡有十五凡二十七氣相隨上下何獨不拘於經也然聖人圖設溝渠通利水道以備不虞天雨降下溝渠溢滿滂沛妄行當此之時聖人不能復圖也此絡脉流❶溢諸經不能復拘也

奇經八脉者既不拘於十二經皆何起何繫也然陽維者起於諸陽之會陰維者起於諸陰之交陽維陰維者維絡于身溢畜不能環流溉灌諸經者也陽蹻者起於跟中循外踝而上行入

【校勘】

❶流：《難經·二十七難》作「滿」。

風池陰蹻者亦起於跟中循内踝而上行至咽喉交貫衝脉衝脉者起於關元循腹裏直上至咽喉中（一云衝脉者起於氣衝並陽明之經夾臍上行至胸中而散也）督脉者起於下極之輸並於脊裏循背上至風府衝脉者陰脉之海也督脉者陽脉之海也任脉者起於胞門子户夾臍上行至胸中（一云任脉者起於中極之下以上毛際循腹裏上關元至咽喉）帶脉者起於季肋（難經作季脅）廻身一周此八者皆不繫於十二經故曰奇經八脉者也奇經之爲病何如然陽維維於陽陰維維於陰陰陽不能相維悵然失志容容（難經作溶溶）不能自收持（悵然者其人驚即維脉緩緩即令身不能自收持即失志善忘恍惚也）陽維爲病苦寒熱陰維爲病苦心痛（陽維爲衛衛爲寒熱陰維爲榮榮爲血血主心故心痛也）陰蹻爲病陽緩而陰急（陰蹻在内踝病即其脉急當從内踝以上急外踝以上緩）陽蹻爲病陰緩而陽急（陽蹻在外踝病即其病急其人當從外踝以上急内踝以上緩）衝之爲病逆氣而裏急（衝脉從關元至咽喉故其爲病逆氣而裏急）督之爲病脊

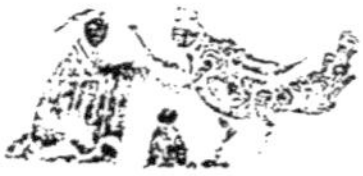

彊而厥（督脉在背病即其脉急故令脊彊也）任之為病其内苦結男子為七疝女子為瘕聚（任脉起於胞門子户故其病結為七疝瘕聚）帶之為病苦腹滿腰容容（難經作溶溶[illegible]）若坐水中狀（帶脉者廻帶人之身體病即其脉緩故令腰容容也）此竒經八脉之為病也

診得陽維脉浮者暫起目眩陽盛實苦肩息洒洒如寒

診得陰維脉沉大而實者苦胷中痛脇下支滿心痛

診得陰維如貫珠者男子兩脇實腰中痛女子陰中痛如有瘡狀

診得帶脉左右遶臍腹腰脊痛衝陰股也

兩手脉浮之俱有陽沉之俱有陰陰陽皆實盛者此為衝督之脉也衝督之脉者十二經之道路也衝督用事則十二經不復朝於寸口其人皆苦恍惚狂疑不者必當由豫有兩心也兩手陽脉浮而細微綿綿不可知俱有陰脉亦復細綿綿此為陰蹻

陽蹻之脉也此家曾有病鬼魅風死苦恍惚亡人爲禍也

診得陽蹻病拘急陰蹻病緩

尺寸俱浮直上直下此爲督脉腰背强病❶不得俛仰大人癲病小人〔兒〕風癇疾

脉來中央浮直上下痛者督脉也動苦腰背膝寒大人癲小兒癇也灸頂上三圓正當頂上

尺寸脉俱牢一作芤直上直下此爲衝脉胷中有寒疝也

脉來中央堅實徑至關者衝脉也動苦少腹痛上搶心有瘕疝絶孕遺失❷溺脇支滿煩也横寸口邊丸丸此爲任脉苦腹中有氣如指上搶心不得俛仰拘急脉來緊細實長至關者任脉也動苦少腹繞臍下引横骨陰中切痛取臍下三寸

新刊王氏脉經卷第二

【校勘】

❶病：仿宋本、吴本、周本、錢本作「痛」。形近而誤，當改。

❷失：楊本作「矢」，義勝。

新刊王氏脉經卷第三

朝散大夫守光禄卿直秘閣判登聞檢院上護軍臣林億等類次

肝膽部第一

肝象木（肝於五行象木）與膽合爲府（膽爲清淨之府）其經足厥陰（厥陰肝脉）與足少陽爲表裏（少陽膽脉也，藏陰府陽，故爲表裏）其脉弦（弦，肝脉之大形也）其相冬三月（冬水王木相）王春三月，廢夏三月（夏火王木廢）囚季夏六月（季夏土王木囚）死秋三月月（秋金王，木死）其王日甲乙，王時平旦日出也（並木）其困日戊己，困時食時日昳也（並土）其死日庚辛，死時晡時日入也（並金）其神魂（肝之所藏，若鬼）其主色，其養筋（肝氣所養者筋）其候目（肝候出目，故肝實則目赤）其聲呼，其色青，其臭臊（月令云其臭羶）其液泣（泣出肝）其味酸，其宜苦（苦火味也）其惡辛（辛金味）肝俞在背第九椎，募在期門（直兩乳下二肋端）膽俞在背第十椎，募在日月（穴在期門下五分）

右新撰（並出素問、諸經，昔人撰集，或混雜相涉，煩而難了，今抄事要，分別五藏，各爲一部）

冬至之後得甲子，少陽起於夜半，肝家王（冬至者，歲終之節；甲子日者，陰陽更始之數也。少陽，膽也。膽者，木也，生於水，故起夜半。其氣常微少，故言少陽。云夜半子者，水也）肝者東方木（肝與膽爲藏府，故王東方，應木行也）萬物始生，其氣來耎而弱，寬而虛（春少陽氣溫和，耎弱，故萬物日生焉）故脈爲弦（肝氣養於筋，故其脈弦，弦強，亦法木體強也）耎即不可發汗，弱即不可下。寬者開，開者通，通者利，故名曰寬而虛（言少陽始起，尚耎弱，人榮衛腠理開通，發即汗）

（出不止，不可下，下之而泄利不禁，故言寬虛通利也）春以胃氣為本，不可犯也。（胃者土也，萬物禀土而生，胃以養五藏，於肝王以胃氣為本也。不可犯者，不可傷也）

右四時經

黃帝問曰：春脉如弦，何如而弦？岐伯曰：春脉肝也，東方木也，萬物之所以始生也，故其氣來濡弱輕虛而滑，端直以長，故曰弦，反此者病。黃帝曰：何如而反？岐伯曰：其氣來實而強，此謂太過，病在外；其氣來不實而微，此謂不及，病在中。黃帝曰：春脉太過與不及，其病皆何如？岐伯曰：太過則令人善忘（忘當作怒），忽忽眩冒而癲疾；不及則令人胷❶脇痛引背，下則兩脇胠滿。黃帝曰：善。

肝脉來濡弱招招，如揭❷竿末梢，曰平。（巢源云：綽綽如按琴瑟之絃，如揭長竿曰平）春以胃氣為本。肝脉來盈實而滑，如循長竿，曰肝病。肝脉來急而益勁，如新張弓弦，曰肝死。

【校勘】

❶脇：《素問·玉機真臟論》無「脇」字。

❷竿：《素問·平人氣象論》「竿」上有「長」字，與文例合。義勝。

真肝脉至中外急如循刀刃責責然（巢源云賾賾然）如按琴瑟絃色青白不澤毛折乃死

春胃微絃曰平絃多胃少曰肝病但絃無胃曰死有胃而毛曰秋病毛甚曰今病

肝藏血血舍魂悲哀動中則傷魂魂傷則狂妄不精不敢正當人（不精不敢正當人一作其精不守令人陰縮）陰縮而筋攣兩脅骨不舉毛悴色夭死于秋

春肝木王其脉絃細而長名曰平脉也反得浮濇而短者（千金一云微濇而短）是肺之乘肝金之刻❶木為賊邪大逆十死不治（一本云日月年數至三忌庚辛）反得洪大而散者（千金一云浮大而洪）是心之乘肝子之扶❷母為實邪雖病自愈反得沉濡而滑者是腎之乘肝母之歸子為虛邪雖病易治反得大而緩者是脾之乘肝土之陵❸木為微邪雖病

【校勘】

❶刻：仿宋本、吴本、周本、楊本、錢本、廖本、朱本、張本均作「克」。底本凡論五行生克之「克」時均用「刻」字，當是同音通假。

❷扶：《千金要方》卷十一《肝臟脉論》作「乘」。

❸陵：欺侮；欺壓。《禮記·中庸》：「在上位，不陵下。」《千金翼方》卷二十五《診四時脉》作「畏」。

即差。肝脉來濯濯如倚竿如琴瑟之絃再至曰平三至曰離經病❶四至脫精五至死六至命盡足厥陰脉也。肝脉急甚爲惡言微急爲肥氣在脇下若覆杯緩甚爲善嘔微緩爲水瘕痺大甚爲內癰善嘔衄微大爲肝痺縮❷欬引小腹小甚爲多飲微小爲消癉滑甚爲㿗疝微滑爲遺溺濇甚爲淡❸飲微濇爲瘈瘲攣筋

足厥陰氣絕則筋縮❹引卵與舌❺厥陰者肝脉也肝者筋之合也筋者聚於陰器而脉絡於舌本故脉弗營則筋縮急筋縮急則引舌與卵故脣青舌卷卵縮則筋先死庚篤辛死金勝木也

肝死藏浮之❻脉弱按之中如索不來或曲如蛇行者死

右素問鍼經張仲景

心小腸部第二

心象火與小腸合爲府（小腸爲受盛之府也）其經手少陰（手少陰心脉也）與手太

【校勘】

❶病：《難經·十四難》《諸病源候論》卷十五《脾病候》無此字。

❷縮：錢本、《靈樞·邪氣臟腑病形》「縮」上有「陰」字，當補。

❸淡：《靈樞·邪氣臟腑病形》作「溢」。又，「淡」通「痰」。《王羲之·初月帖》：「淡悶干嘔。」《黃伯思》：「淡，古痰字。」

❹縮：《靈樞·經脉》作「絕」。

❺引卵與舌：《靈樞·經脉》無此四字。

❻脉：《千金要方》卷十一《肝臟脉論》無此字。

陽爲表裏（手太陽小腸脉也）其脉洪（洪心脉之大形）其相春三月（木王火相）王夏三月廢季夏六月囚秋七❶月（金王火囚）死冬三月（水王火死）其王日丙丁王時禺中日中其困日庚辛困時晡時日入其死日壬癸死時人定夜半其藏神（心之所藏者神也）其主臭其養血（心氣所養者血）其❷喉舌其聲言（言由心出故主言）其色赤其臭焦其液汗其味苦其宜甘（甘脾味也）其惡鹹（鹹腎味也）心俞在背第五椎（或云第七椎）募在巨闕（在心下一寸）小腸俞在背第十八椎募在關元（臍下三寸）

右新撰

心者南方火（心主血其色赤故以夏王於南方應火行）萬物洪盛垂枝布葉皆下垂如曲故名曰鉤（心王之時太陽用事故草木茂盛枝葉布舒皆下垂曲故謂之鉤也）心脉洪大而長洪則衛氣實實則氣無從出（脉洪者衛氣實衛氣實則腠理密密則氣無從出）大則榮氣萌萌洪相薄可以發汗故名曰長（榮者血也萌當爲明字之誤耳血王故明且大

【校勘】

❶七：仿宋本、吴本、周本作「三」，當改。

❷喉：仿宋本、吴本、周本作「候」。爲是，當改。

也榮明衛實當須發動通其津液也長洪相得即引水漿溉灌經絡津液皮膚夏然
陽氣盛故其人引水漿潤灑肌膚以養皮毛猶草木須雨澤以長枝葉太陽洪大皆是母軀幸得
戊己用牢根株太陽夏火春木爲其母陽得春始生名曰少陽到夏洪盛名曰太陽故言是母軀也戊己土也
土爲火子火王即土相故用牢根株也陽氣上出汗見於頭五月枯❶䕸胞中空虛
醫反下之此爲重虛也月當爲內䕸當爲乾枯燥也皆字誤耳內字似月由來遠矣遂以傳焉人頭者
諸陽之會夏時飲水漿上出爲汗先從頭流於身軀以實其表是以五內乾枯燥則胞中空虛津液少也胞者膀胱津液之府
也愚醫不曉故反下之令重虛也脉浮有表無裏陽無所使陽盛脉浮宜發其汗而反下之損於
陰氣陽爲表陰爲裏經言陽爲陰使陰爲陽守相須而行脉浮故無裏也治之錯逆故令陰陽離別不能復相朝使不但
危身并中其母言下之不但傷心并復中肝

右四時經

黄帝問曰夏脉如鉤何如而鉤岐伯曰夏脉心也南方火也萬
物之所以盛長也故其氣來盛去衰故曰鉤反此者病黄帝曰

【校勘】

❶ 五月枯䕸：《千金要方》卷十三《心臟脉論》作「五內乾枯」。

何如而反？歧伯曰：其氣來盛去亦盛，此謂太過，病在外；其來不盛去反盛，此謂不及，病在中。黄帝曰：夏脉太過與不及，其病皆何如？歧伯曰：太過則令人身熱而膚痛，爲浸淫；不及則令人煩心，上見欬唾，下爲氣泄。帝曰：善。

❶心脉來累累如連珠，如循琅玕，曰平。夏以胃氣爲本。❷心脉來喘喘甲乙作累累連屬，其中微曲，曰心病。❸心脉來前曲後居❹，如操帶鈎，曰心死。

眞心脉至堅而搏，如循薏苡子累累然，其色赤黑不澤，毛折乃死。

夏胃微鈎曰平，鈎多胃少曰心病，但鈎無胃曰死，胃而有石曰冬病，石甚曰今病。

心藏脉，脉舍神，怵惕思慮則傷神，神傷則恐懼自失，破䐃脱肉，毛悴色夭，死于冬。

【校勘】

❶心：《素問·平人氣象論》「心」上有「平」字。

❷心：《素問·平人氣象論》「心」上有「病」字。

❸心：《素問·平人氣象論》「心」上有「死」字。

❹前曲後居：曲，《甲乙經》卷四《經脉》作「鈎」，義通。居，《諸病源候論》卷十五《心病候》作「倨」，義通。

夏心火王其脉洪千金作浮大而洪大而散名曰平脉反得沈濡而滑
者是腎之乘心水之刻火爲賊邪大逆十死不治一本云日月年數至二忌
壬癸反得大而緩者是脾之乘心子之扶❶母爲實邪雖病自愈反
得弦細而長者是肝之乘心母之歸子爲虛邪雖病易治反得
微千金浮作微濇而短者是肺之乘心金之陵火爲微邪雖病即差
心脉來累累如貫珠滑利再至曰平三至曰離經病四至脫精
五至死六至命盡手少陰脉也
心脉急甚爲瘈瘲微急爲心痛引背食不下緩甚爲狂笑微緩
爲伏梁在心下上下行時唾血大甚爲喉介微大爲心痺引背
善淚出小甚爲善噦微小爲消癉滑甚爲善渴微滑爲心疝引
臍少腹鳴濇甚爲瘖微濇爲血溢維厥耳鳴巔疾手少陰氣絕
則脉不通少陰者心脉也心者脉之合也脉不通則血不流血

【校勘】

❶扶：《千金要方》卷十三《心臟脉論》作「乘」。

不流則髮色不澤故其面黑如漆柴者血先死壬篤癸死水勝火也

心死藏浮之脉實如豆麻擊手按之益躁疾者死

右素問鍼經張仲景

脾胃部第三

脾象土與胃合為府（胃為水穀之府）其經足太陰（太陰脾之脉也）與足陽明為表裏（陽明胃脉）其脉緩（緩脾脉之大形也）其相夏三月（火王土相）王季夏六月廢秋三月囚冬三月死春三月其王日戊己王時食時日昳困日壬癸困時人定夜半其死日甲乙死時平旦日出（並木時也）其神意其主味其養肉其候口其聲歌其色黃其臭香其液涎其味甘其宜辛其惡酸脾俞在背第十一椎募在章門（季肋端是）胃俞在背第十二椎募在太倉

右新撰

脾者土也敦而福敦者厚也萬物衆色不同脾主水穀其氣微弱水穀不化脾爲土行王於季夏土性敦厚育養萬物當此之時草木備具枝葉茂盛種類衆多或有黄赤白黒色各不同矣故名曰得福者廣土生養萬物當此之時脾則同禀諸藏故其德爲廣大萬物懸根住莖其葉在巔蜎蜚蠕動蚑蠷喘息蚑口皆蒙土恩懸根住莖草木之類也其次則蛾蚋幾微之虫因陰陽氣變化而生者也喘息有血脉之類也言普天之下草木昆虫無不被蒙土之恩福也德則爲緩恩則爲遲故令太陰脉緩而遲尺寸不同太陰脾也言脾王之時脉緩而遲尺寸不同者尺遲而寸緩也酸鹹苦辛大大一作太沙一作涉又作妙而生互行其時而以各行皆不群肝酸腎鹹心苦肺辛濇皆四藏之味也脾主調和五味以禀四藏四藏受味於脾脾王之時其脉沙一作澁又作妙達於肌肉之中互行人身軀乃復各行隨其四支使其氣周匝榮諸藏府以養皮毛皆不群行至一處也故言尽可常行盡可常服土寒則温土熱則涼冬陰氣在下土中温煖夏陰氣在下土中清涼脾氣亦然土有一子名之曰金懷挾抱之不離其身金乃畏火恐熱來熏遂棄其母

逃歸水中水自❶金子而藏火神閉門塞户内外不通此謂冬時也陽氣在中陽爲火行金性畏火故恐熏之金歸水中而避火也母子相得益盛閉塞不通者言水氣充實金在其中此爲強固火無復得往剋之者神密之類也土亡其子其氣衰微水爲洋溢浸漬爲池一作其地走擊皮膚面目浮腫歸於四肢此爲脾之衰損土以防水今土弱而水強故水得陵之而妄行愚醫見水直往下之虛脾空胃❷水遂居之肺爲喘浮脾胃已病宜扶養其氣通利水道愚醫不曉而往下之此爲重傷水氣遂更陵之上侵胸中肺得水而浮故言喘浮肝反畏肺故下沈没肺金肝木此爲相剋肺浮則實必復剋肝故畏之沈没於下下有荊棘恐傷其身避在一邊以爲水流荊棘木之類肝爲木今没在下則爲荊棘其身脾也脾爲土土畏木是以避在一邊避木也水流者水之流路也土本剋水而今微弱又復觸木無復制水故水得流行心衰則伏肝微則沈故令脉伏而沈心火肝木火則畏水而木畏金二水相得其氣則實剋於肝心故令二藏衰微脉爲沈伏也工❸醫來占固❹轉孔穴利其溲便遂通水道甘液下流亭其陰陽喘息則微汗出正流肝著其根心氣因起陽行四肢肺氣亭

【校勘】

❶ 自：《千金要方》卷十五《脾臟脉論》作「爲」。於義較明。

❷ 胃：仿宋本、周本作「腎」。亦通。

❸ 工：《千金要方》卷十五《脾臟脉論》作「上」。義勝。

❹ 固：仿宋本、吴本、周本作「因」。

亭喘息則安轉孔穴者諸藏之榮井轉治其順其液脾之津液亭其陰陽得復其常所故榮衛開通水氣消除肝得還著其根株肝心為母子肝著則心氣得起肺氣平調故言亭亭二此為端好之類腎為安聲其味為鹹肺主声腎為其子助於肺故言安声鹹腎味也倚坐母敗洿臭如腥金為水母而歸水中此為母往從子脾氣反虛五藏猶此而相刻賊倚倒致敗宅洿臭而腥故云然也土得其子則成為山金得其母名曰丘矣

右四時經

黄帝曰四時之序逆順之變異也然脾脉獨何主岐伯曰脾者土也孤藏以灌四傍者也曰然則脾善惡可得見乎曰善者不可見惡者可見曰惡者何如曰其來如水之流者此謂太過病在外如鳥[1]之喙此謂不及病在中太過則令人四肢沈重不舉其不及則令人九竅壅塞不通名曰重強

脾[2]脉來而和柔相離如雞足[3]踐地曰平[4]長夏以胃氣為本脾[5]脉

【校勘】

[1] 鳥：《素問·平人氣象論》《甲乙經》卷四《第二》作「烏」。當改。

[2] 脾：《素問·平人氣象論》「脾」上有「平」字。

[3] 足：《素問·玉機真臟論》《太素》卷十五《五臟脉診》無此字。

[4] 平：《素問·玉機真臟論》「平」上有「脾」字。

[5] 脾：《素問·玉機真臟論》「脾」上有「病」字。

來實而盈數如雞舉足曰脾病脾❶脉來堅兊如烏之喙如鳥之距如屋之漏如水之溜❷曰脾死真脾脉至弱而乍踈乍散一作數色青黃不澤毛折乃死

長夏胃微濡弱曰平弱多胃少曰脾病但代❸無胃曰死濡弱有石曰冬病石❹甚曰今病

脾藏榮榮舍意愁憂不解則傷意意傷則悶❺亂四肢不舉毛悴色夭死于春

六月季夏建未坤未之間土之位脾王之時其脉大阿阿而緩名曰平脉反得絃細而長者是肝之乘脾木之刻土爲賊邪大逆十死不治反得浮千金浮作微濇而短者是肺之乘脾子之扶母爲實邪雖病自愈反得洪大而散者千金作浮大而洪是心之乘脾母之歸子爲虚邪雖病易治反得沈濡而滑者腎❻之乘脾水之陵

【校勘】

❶脾：《素問·玉機真臟論》「脾」上有「死」字。

❷溜：《素問·玉機真臟論》《太素》卷十五《五臟脉診》作「流」，義通。

❸代：仿宋本、周本、吳本作「弱」。

❹石：《素問·玉機真臟論》作「弱」。

❺悶：《靈樞·本神》作「悗」。音義同「悶」。

❻腎：《千金要方》卷十五《脾臟脉論》「腎」上有「是」字。與文例合。

土爲微邪，雖病即差。

脾脉長長而弱（千金長長作長長），來踈去數，再至曰平，三至曰離經病，四至脫精，五至死，六至命盡，足太陰脉也。脾脉急甚爲瘈瘲，微急爲脾❶中滿，食飲入而還出，後沃沫；緩甚爲痿厥，微緩爲風痿，四肢不用，心慧然若無病；大甚爲擊仆，微大爲痞氣，裹大❷膿血在腸胃之外；小甚爲寒熱，微小爲消癉；滑甚爲㿗癃，微滑爲蟲毒蛕腸鳴熱；濇甚爲腸㿗❸，微濇爲內潰，多下膿血也。足太陰氣絶則脉不營其口脣。口脣者，肌肉之本也。脉不營則肌肉濡，肌肉濡則人中滿，人中滿則脣反，脣反者肉先死。甲篤乙死，木勝土也。

脾死藏，浮之脉大緩（一作堅），按之中如覆杯，絜絜狀如搖者，死（一云漐漐狀如炙肉）。

【校勘】

❶ 脾：仿宋本、吴本、周本、《靈樞·邪氣臟腑病形》作「膈」，形近致誤，當改。

❷ 裹大：裹，《靈樞·邪氣臟腑病形》作「腹裹」；太，仿宋本、吴本、周本作「大」。太，古作「大」，也作「泰」。凡言大而以爲形容未盡，則作太。

❸ 頹：《靈樞·邪氣臟腑病形》作「㿉」，義近。

右素問鍼經張仲景

肺大腸部第四

肺象金，與大腸合為府（大腸為傳導之府也）。其經手太陰（手太陰肺脈也），與手陽明為表裏（手陽明大腸脈也）。其脈浮（浮，肺脈之大形也）。其相季夏六月（季夏土王，金相）。其王秋三月，廢冬三月，囚春三月，死夏三月（夏火王，金死）。其王日庚辛，王時晡時、日入。其困日甲乙，困時平旦、日出。其死日丙丁，死時禺中、日中。其神魄，其主聲，其養皮毛，其候鼻，其聲哭，其色白，其臭腥，其液涕，其味辛，其宜鹹，其惡苦。肺俞在背第三椎（或云第五椎也），募在中府（直兩乳上下肋間）。大腸俞在背第十六椎，募在天樞（俠臍傍各一寸半）。

右新撰

肺者西方金，萬物之所終（金性剛，故王西方，割斷萬物，萬物是以皆終於秋也）。宿葉落柯萋萋枝條其杌然獨在其脈爲微浮毛❶衛氣遲萋萋者零落之貌也言草木宿葉得秋隨風而落但有枝條杌然獨在此時陽氣則遲脈爲虛微如毛也榮氣數數則在上遲則在下故名曰毛諸陽脈數諸陰脈遲榮爲陰不應數反言榮氣數陰得秋節而昇轉在陽位故一時數而在上也此時陰始用事陽即下藏其氣反遲是以肺脈數散如毛也陽當陷而不陷陰當昇而不昇爲邪所中陰陽交易則不以時定二氣感激故爲風寒所中陽中邪則捲陰中邪則緊捲則惡寒緊則爲慄寒慄相薄故名曰瘧弱則發熱浮乃來出捲者其人拘搼也緊者脈緊也此謂初中風寒之時脈緊其人則寒寒止而脈更微弱弱則其人發熱熱止則脈浮浮者瘧解王脈出也日中日發暮中暮發言瘧發皆隨其初中風邪之時也藏有遠近脈有遲疾周有度數行有漏刻藏謂人五藏肝心脾肺腎也心肺在膈上呼則其氣出是爲近呼爲陽其脈疾腎肝在膈下吸則其氣入是爲遠也吸爲陰其脈遲度數謂經脈之長短周身行者榮衛之行也行陰陽各二十五度爲一周也以懸漏下百刻也遲在上傷毛采數在下傷下焦中焦有惡則見有善則匿秋則陽氣遲陰氣數遲當在下數當在上隨節亦變故言傷毛采也人之皮毛肺氣所行下焦在臍下陰之所治也其脈應

【校勘】

❶毛：《千金要方》卷十七《肺臟脈論》無。

逆今反數故言傷下焦中焦脾也其平善之時脉常自不見衰乃見耳故云有思則見也陽氣下陷陰氣則溫言陽氣下陷溫養諸藏陽反在下陰反在巔故名曰長而且留陰陽交代各順時節人血脉和平言可長留竟一時

右四時經

黃帝問曰秋脉如浮何如而浮岐伯對曰秋脉肺也西方金也萬物之所以收成也故其氣來輕虛而浮其氣來急去散故曰浮反此者病黃帝曰何如而反岐伯曰其氣來毛而中央堅兩傍虛此謂太過病在外其氣來毛而微此謂不及病在中黃帝曰秋脉太過與不及其病何如岐伯曰太過則令人氣逆而背痛溫溫內經溫溫作慍慍然不及則令人喘呼吸少氣而欬上氣見血下聞病音

❶肺脉來厭厭聶聶如落榆莢曰肺平秋以胃氣爲本難經云厭厭聶聶如

【校勘】

❶肺：《素問·平人氣象論》、《太素》卷十五《五臟脉診》、《諸病源候論》卷十五《肺病候》「肺」上有「平」字。

車蓋按之益大曰秋平脉（循榆葉曰春平脉藹藹如）[1]肺脉來不上不下，如循雞羽曰肺病（巢源無不字）。[2]肺脉來如物之浮，如風吹毛曰肺死。眞肺脉至大而虛，如以毛羽中人膚，色赤白不澤，毛折乃死。秋胃微毛曰平，毛多胃少曰肺病，但毛無胃曰死，毛而有弦曰春病，弦甚曰今病。

肺藏氣，氣舍魄，喜樂無極則傷魄，魄傷則狂，狂者意不存人，皮革焦，毛悴色夭，死于夏。秋金肺王，其脉浮（千金作微）濇而短曰平。脉反得洪大而散者（千金作浮大而洪），是心之乘肺，火之刻金，爲賊邪，大逆，十死不治（一本云日月年數至四忌丙丁）。反得沉濡而滑者，是腎之乘肺，子之扶母，爲實邪，雖病自愈。反得大而緩者，是脾之乘肺，母之歸子，爲虛邪，雖病易治。反得弦細而長者，是肝之乘肺，木之陵金，爲[3]虛邪，雖病即差。肺脉來汎汎輕如微風吹鳥背上毛，再再至

【校勘】

❶肺：《素問·平人氣象論》、《太素》卷十五《五臟脉診》、《諸病源候論》卷十五《肺病候》「肺」上有「病」字。

❷肺：《素問·平人氣象論》《太素》卷十五《五臟脉診》、《諸病源候論》卷十五《肺病候》「肺」上有「死」字。

❸虛：仿宋本、周本作「微」，與文例合。

曰平三至曰離經病四至脫精五至死六至命盡手太陰脉也

肺脉急甚爲癲疾微急爲肺寒熱怠惰欬唾血引腰背胷苦鼻息肉不通緩甚爲多汗微緩爲痿瘻偏風（一作漏風）頭以下汗出不可止大甚爲脛腫微汗❶爲肺痺引胷背起腰內小甚爲飧泄微小爲消癉滑甚爲息賁上氣微滑爲上下出血濇甚爲嘔血微濇爲鼠瘻在頸支掖之間下不勝其上其能喜酸

手太陰氣絶則皮毛焦太陰者行氣溫皮毛者也氣弗營則皮毛焦皮毛焦則津液去津液去則皮節傷皮節傷者則爪（爪字一作皮）枯毛折毛折者則氣（氣字一作毛）先死丙篤丁死火勝金也

肺死藏浮之虛按之弱如葱葉下無根者死

右素問鍼經張仲景

腎膀胱部第五

【校勘】

❶汗：仿宋本、吴本、周本作「大」，於義較明，當改。

腎象水，與膀胱合為府（膀胱為津液之府）。其經足少陰（足少陰腎脈也），與足太陽為表裏（足太陽膀胱脈也）。其脈沉（沉，腎脈之大形也）。其相秋三月（秋金王，水相）。其王冬三月，廢春三月，囚夏三月，其死季夏六月。其王日壬癸，王時人定、夜半。其困日丙丁，困時禺中、日中。其死日戊己，死時食時、日昳。其神志（腎之所藏者志也）。其主液。其養骨。其候耳。其聲呻。其色黑。其臭腐。其液唾。其味鹹。其宜酸。其惡甘。腎俞在背第十四椎，募在京門。膀胱俞在第十九椎，募在中極（橫骨上一寸，在臍下五寸前陷者中）。

右新撰。

腎者，北方水，萬物之所藏（冬則北方用事，王在三時之後。腎在四藏之下，故王北方也。萬物春生、夏長、秋收、冬藏）。百蟲伏蟄（冬伏蟄不食之蟲，言有百種也）。陽氣下陷，陰氣上升。陽氣中出，陰氣烈為霜，遂不上升，化為雪霜，猛獸伏蟄，蜾蟲匿藏（陽氣下陷者，謂降於土中也。其氣猶越而升出，陰氣在上，寒盛陽氣虛弱，雖升出而不能自致，因而化作霜雪。或謂陽氣中出，是十月則霜降猛獸伏蟄者并羆熊虵冬時而潛処蝶虫无毛甲者得寒皆伏蟄遂陽氣所在如此避冰霜自温養也其脉爲沉沉爲陰在裏不可發汗發則螟蟲出見其霜雪陽氣在下故冬脉沉温養於藏府此爲裏實而表虛復從外發其汗此爲逆治非其法也猶百虫伏蟄之時而反出土見於冰霜必死不疑逆治者死此之謂也陰氣在表陽氣在藏慎不可下下之者傷脾脾土弱即水氣妄行陽氣在下温養諸藏故不可下也下之既損於陽氣而脾胃復傷土以防水而今反傷之故令水得盈溢而妄行也下之者如魚出水蛾入湯言治病逆則殺人如魚出水蛾入湯火之中立死重客在裏慎不可熏熏之逆客其息則喘重客者猶陽氣也重者尊重之皃也陽位尊処於上今一時在下非其常所故言客也重謂燒針及以湯火之輩熏發其汗如此則客熱從外入与陽氣相薄是爲逆也氣上熏胷中故令喘息無持客熱令口爛瘡无持者无以湯火發熏其汗也熏之則火氣入裏爲客熱故令其口生瘡陰脉且解血散不通正陽遂厥陰不往從血行脉中氣行脉外五十周而復會如環之无端也血爲陰氣爲陽相須而行發其汗使陰陽離別脉爲解散血不得通厥者逆也謂陽氣逆而不復相朝使治病失所故陰陽錯逆可不慎耶也客熱狂入内爲結胷陰陽錯乱外熱狂入留結胷中也脾氣遂弱清

洩利通脾主水穀其氣微弱水穀不化下痢不息清者廁也洩從水道出而反清洩者是謂下利至廁也

右四時經

黃帝問曰：冬脈如營❶，何如而營？岐伯對曰：冬脈腎也，北方水也，萬物之所以合藏，故其氣❷來沈以搏甲乙作濡，故曰營。反此者病。黃帝曰：何如而反？岐伯曰：其氣如彈石者，此為太過，病在外；其去如數者，此謂不及，病在中。黃帝曰：冬脈太過與不及，其病皆如何？岐伯曰：太過則令人解㑊，脊脈痛而少氣，不欲言；不及則令人心懸如病飢，䏚❸中清，脊中痛，小腹滿，小便黃赤。

腎脈來喘喘累累如鉤，按之而堅，曰腎平。冬以胃氣為本。腎脈如引葛，按之益堅，曰腎病。腎脈來發如奪索，辟辟如彈石，曰腎死。

眞腎脈至搏而絕，如以石投諸水千金作如以指彈石然，其色黑赤不澤

【校勘】

❶營：《難經·十五難》作「石」。可參。

❷氣：仿宋本、吴本、周本作「脉」。

❸䏚：仿宋本、吴本、周本、楊本作「眇」。《素問·平人氣象論》同。當改。

毛折乃死

冬胃微石曰平，石多胃少曰腎病，但石無胃曰死，石而有鉤，夏病，鉤甚曰今病。凡人以水穀為本，故人絶水穀則死，脈無胃氣亦死。所謂無胃氣者，但得真藏脈，不得胃氣也。所謂脈不得胃氣者，肝但弦，心但鉤，胃但弱，肺但毛，腎但石也。

腎藏精，精舍志，盛怒而不止則傷志，志傷則善忘其前言，腰脊痛不可以俛仰屈伸，毛悴色夭，死於季夏。

冬腎水王，其脈沈濡而滑曰平脈。反得大而緩者，是脾之乘腎，土之克水，為賊邪，大逆，十死不治。一本云日月年數至一，忌戊己。反得弦細而長者，是肝之乘腎，子之扶母，為實邪，雖病自愈。反得浮千金作微濇而短者，是肺之乘腎，母之歸子，為虛邪，雖病易治。反得洪大而散者千金作浮大而洪，是心之乘腎，火之陵水，為微邪，雖病即差。腎脈沈細而緊，再至曰平，三至曰離經病，四至脫精，五至死，六至命

盡足少陰脉也

腎脉急甚為骨痿癲疾，微急為奔豚沉厥，足不收，不得前後。緩甚為折脊，微緩為洞下，洞下者食不化，入咽還出。大甚為陰痿，微大為石水，起臍下以至小腹腫，垂垂然上至胃管，死不治。小甚為洞泄，微小為消癉。滑甚為癃㿉，微滑為骨痿，坐不能起，目無所見，視見黑花。濇甚為大癰，微濇為不月水[1]，沉痔。

足少陰氣絕則骨枯。少陰者，冬脉也，伏行而濡骨髓者也。故骨不濡則肉不能著骨也，骨肉不相親則肉濡而却，肉濡而却故齒長而垢（難經垢字作枯），髮無潤澤，髮無潤澤者骨先死。戊篤己死，土勝水也。

腎死藏，浮之堅，按之亂如轉圓，益下入尺中者死。

右素問鍼經張仲景

【校勘】

[1] 水：《靈樞·邪氣臟腑病形》無。

新刊王氏脉經卷第三

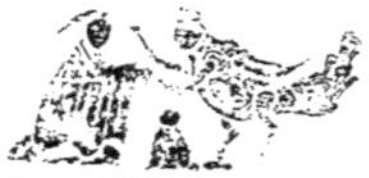

新刊王氏脉經卷第四

朝散大夫守光禄卿直秘閣判登聞檢院上護軍臣林億等類次

辨三部九候脉證第一

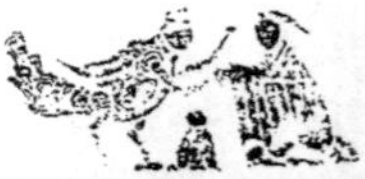

經言所謂三部者寸關尺也九候者每部中有天地人也上部主候從胷以上至頭中部主候從膈以下至氣街下部主候從氣街以下至足浮沉牢結遲疾滑濇各自異名分理察之勿怠觀變所以別三部九候知病之所起審而明之針灸亦然也故先候脉寸中（寸中一作十中）於九浮在皮膚沉細在裏昭昭天道可得長以上部之候牢結沉滑有積氣在膀胱微細而弱卧引裏急頭痛欬嗽逆氣上下心膈上有熱者口乾渴燥病從寸口邪入上者名曰解脉來至狀如琴絃苦少腹痛女子經月不利孔竅生瘡男子病痔左右脇下有瘡上部不通者苦少腹痛腸鳴寸口中虛弱者傷氣氣不足大如桃李實苦痺也寸口直上者逆虛也如浮虛者泄利也中部脉結者腹中積聚若在膀胱兩脅下有熱脉浮而大風從胃管入❶水脹乾嘔心下澹澹如有桃李核

【校勘】

❶水：朱本、張本作「腹」。

胃中有寒時苦煩痛不食食即心痛胃脹支滿膈上積胸下有熱時寒熱淋露脈横出上者脅氣在膀胱病即着右横關入寸口中者膈中不通喉中咽難刺關元入少陰下部脈者其脈來至浮大者脾也與風集合時上頭痛引腰背小滑者厥也足下熱煩滿逆上搶心上至喉中狀如惡肉脾傷也病少腹下在膝諸骨節間寒清不可屈伸脈急如弦者筋急足攣結者四肢重從尺邪入陽明者寒熱也大風邪入少陰女子漏白下赤男子溺血陰萎不起引少腹痛

人有三百六十脈法三百六十日三部者寸關尺也尺脈為陰陰脈常沈而遲寸關為陽陽脈俱浮而速氣出為動入為息故陽脈六息七息十三投陰脈八息七息十五投此其常也二十八脈相逐上下一脈不來知疾所苦尺勝治下寸勝治上尺寸

俱平治中央臍以上陽也法於天臍以下陰也法於地臍爲中關頭爲天足爲地有表無裏邪之所止得鬼病何謂表裏❶寸尺爲表關爲裏兩頭有脉關中絕不至也尺脉上不至關爲陰絕寸脉下不至關爲陽絕陰絕而陽微死不治三部脉或至或不至冷氣在胃中故令脉不通也上部有脉下部無脉其人當吐不吐者死上部無脉下部有脉雖困無所苦所以然者譬如人之有尺樹之有根雖枝葉枯槁根本將自生木有根本即自有氣故知不死也寸口脉平而死者何也然諸十二經脉者皆係於生氣之原所謂生氣之原者非❷謂十二經之根本也謂腎間動氣也此五藏六府之本十二經之根呼吸之門三焦之原一名守邪之神也故氣者人根本也根絕則莖枯矣寸口脉平而死者生氣獨絕於內也腎間動氣謂左爲腎右爲命門命門者精神之所舍原氣之所係也一名守邪

【校勘】

❶表裏：仿宋本、吴本、周本作「有表無裏」。與文例合，當改。

❷非：《難經·八難》無。

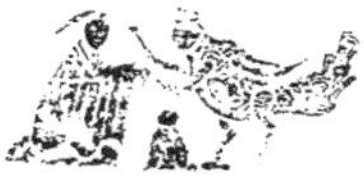

之神以命門之神所因守邪氣不得妄入入即死矣此胃氣先絕於內其人便死其脉不復反得動病也○岐伯曰形盛脉細少氣不足以息者死形瘦脉大胷中多氣者死形氣相得者生參伍不調者病三部九候皆相失者死上下左右之脉相應如參舂者病甚上下左右相失不可數者死中部之候雖獨調與衆藏相失者死中部之候相減者死目內陷者死黃帝曰冬陰夏陽奈何岐伯曰九候之脉皆沈細懸絕者為陰主冬〻故以夜半死盛躁喘數者為陽主夏故以日中死是故寒熱者平旦死熱中及熱病者日中死病風者以日夕死病水者以夜半死其脉乍數乍踈乍遲乍疾者以日乘四季死形肉以脫九候雖調猶死七診雖見九候皆順者不死所言不死者風氣之病及經月之病似七診之病而非也故言不死若有七診之病其脉候亦敗者死矣必發噦噫必審問其所始病與今之所方

病而右各切循其脉視其經絡浮沈以上下逆順循之其脉疾者不病其脉遲者病脉不往來者死皮膚著者死

兩手脉結上部者濡結中部者緩結三里者豆起弱反在關濡反在巔微在其上濇反在下微即陽氣不足沾熱汗出濇即無血厥而且寒黄帝問曰余每欲視色持脉獨調其尺以言其病從外知内爲之柰何岐伯對曰審其尺之緩急小大滑澀肉之脆而病形❶變定矣調之何如對曰脉急者尺之皮膚亦急脉緩者尺之皮膚亦緩脉小者尺之皮膚減而少脉大者尺之皮膚亦大脉滑者尺之皮膚亦滑脉濇者尺之皮膚亦濇凡此六變有微有甚故善調尺者不待于寸善調脉者不待于色能參合行之可爲上工尺膚滑以淖澤者風也尺❷内弱解㑊安卧脱肉者寒熱也尺膚濇者風痺也尺膚麤如枯魚之鱗者水淡飲

【校勘】

❶變：《靈樞·論疾診尺》無。義勝。

❷内：《甲乙經》卷四《第二》、《太素》卷十五《尺診》作「肉」。可參。

也尺膚熱甚脈盛躁者病温也其脈盛而滑者汗且出尺膚寒甚❶脈小（一作急）者泄少氣尺膚炬❷然（炬然甲乙作熱炙人手）先熱後寒者寒熱也尺膚先寒久持❸之而熱者亦寒熱也尺炬❷然熱人迎大者嘗❹奪血尺緊人迎❺脈小甚則少氣色白❻有加者立死肘所獨熱者腰以上熱肘前獨熱者膺前熱肘後獨熱者肩背熱肘後麄以下三四寸❼腸中有蟲手所獨熱者腰以上熱臂中獨熱者腰腹熱掌中熱者腹中熱掌中寒者腹中寒魚上白肉有青血脈者胃中有寒

諸浮諸沉諸滑諸濇諸弦諸緊若在寸口膈以上病若在關上胃以下病若在尺中腎以下病

寸口脈滑而遲不沉不浮不長不短為無病左右同法

寸口太過與不及寸口之脈中手短者曰頭痛中手長者曰

【校勘】

❶甚：《靈樞·論疾診尺》作「其」。

❷炬：《靈樞·論疾診尺》作「炬」。

❸持：《靈樞·論疾診尺》作「大」。

❹嘗：《靈樞·論疾診尺》作「當」。

❺緊人迎：《靈樞·論疾診尺》作「堅大」。

❻色白：《靈樞·論疾診尺》作「悗」。

❼寸：《靈樞·論疾診尺》「寸」下有「熱」字。

足脛痛中手促上擊者曰肩背痛

寸口脉浮而盛者病在外

寸口脉沉而堅者病在中

寸口脉沉而弱者曰寒熱❶（一作氣又作中）及疝瘕少腹痛

寸口脉沉而弱髮必墮落

寸口脉沉而緊苦心下有寒時痛有積聚

寸口脉沉胷中短氣

寸口脉沉而喘者寒熱

寸口脉但實者心勞

寸口脉緊或浮膈上有寒肺下有水氣

脉緊而長過寸口者注病

脉緊上寸口者中風風頭痛亦如之❷（千金翼云亦為傷寒頭痛）

【校勘】

❶熱：朱本、張本無。

❷如：錢本作「知」。

脉弦上寸口者宿食降者頭痛

脉來過寸入魚際者遺尿❶

脉出魚際逆氣喘息

寸口脉潎潎如羹上肥陽氣微連連❷如蜘蛛絲陰氣衰

寸口脉偏絕則臂偏不遂其人兩手俱絕者不可治兩手前部陽絕者苦心下寒毒喙中熱

關上脉浮而大風在胃中張口肩息心下澹澹食欲嘔

關上脉微浮積熱在胃中嘔吐蚘蟲心健忘

關上脉滑而大小不勻千金云必吐逆是為病方欲進不出一二日復欲發動其人欲多飲飲即注利如利止者生不止者死

關上脉緊而滑者蚘動

關上脉澀而堅大而實按之不減有力為中焦實有伏結在

【校勘】

❶尿：廖本、朱本、張本作「屎」。

❷連連：《傷寒論·辨脉法》作「縈縈」。

脾肺氣塞實熱在胃中濇脈與有力反令並言者浮之濇大按之堅實故言有力也

關上脉襜襜大而尺寸細者其人必心腹冷積癥瘕結聚欲復欲發動其人欲多飲飲即注利如利止者生不止熱飲食

關上脉時來時去乍大乍小乍踈乍數者胃中寒熱羸劣不欲飲食如瘧狀

尺脉浮者客陽在下焦

尺脉細微溏泄下冷利

尺脉弱寸彊胃絡脉傷

尺脉虛小者足脛寒痿痺脚疼

尺脉濇下❶血不利多汗素問又云尺濇脉滑謂之多汗

尺脉滑而疾爲血虛

尺脉沉而滑者寸白蟲

【校勘】

❶下：仿宋本、吴本、周本作「不」，形近而誤，當改。

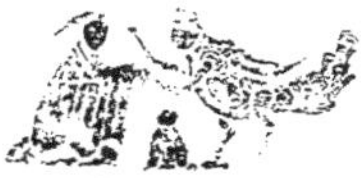

尺脉細而急者筋攣痺不能行

尺脉麤常熱者謂之熱中腰胯疼小便赤熱

尺脉偏滑疾面赤如醉外熱則病

平雜病脉第二

滑為實為下（又為陽氣衰）數為虛為熱浮為風為虛動為痛為驚

沈為水為實（又為鬼疰）弱為虛為悸

遲則為寒濇則少血緩則為虛洪則為氣（一作熱）緊則為寒弦

數為瘧

瘧脉自弦弦數多熱弦遲多寒微則為虛代散則死

弦為痛痺（一作浮為風疰）偏弦為飲雙弦則脅下拘急而痛其人濇

濇惡寒

濇脉大寒熱在中

伏者霍亂

安卧脉盛謂之脱血

凡亡汗肺中寒飲冷水欬嗽下利胃中虚冷此等其脉並緊

浮而大者風

浮大者中風頭重鼻塞

浮而緩皮膚不仁風寒入肌肉

滑而浮散者攤緩風

滑者鬼疰

澀而緊痺病

浮洪大長者風眩癲疾

大堅疾者癲病

弦而鉤脇下如刀刺狀如蜚尸至困不死

緊而急者遁尸

洪大者傷寒熱病

浮洪大者傷寒秋吉春成病

浮而滑者宿食

浮滑而疾者食不消脾不磨

短疾而滑酒病

浮而細滑傷飲

遲而滑❶中寒有癥結

駃而緊積聚有擊痛

弦急疝瘕小腹痛又爲癖病一作痹病

遲而滑者脹

盛而緊曰脹

【校勘】

❶滑：仿宋本、周本作「澀」，義勝。

弦小者寒癖

沈而弦者懸飲內痛

弦數有寒飲冬夏難治

緊而滑者吐逆

小弱而濇胃反

遲而緩者有寒

微而緊者有寒

沈而遲腹藏有冷病

微弱者有寒少氣

實緊胃中有寒苦不能食時時利者難治（一作時時嘔稽留難治）

滑數心下結熱盛

滑疾胃中有熱

緩而滑曰熱中

沈一作浮而急病傷寒暴發虛熱

浮而絶者氣

辟大而滑中有短氣❶

❷浮短者其人肺傷諸氣微少不過一年死法當嗽也

沈而數中水冬不治自愈

短而數心痛心煩

弦而緊脇痛藏傷有瘀血一作有寒血

沈而滑爲下重亦爲背膂痛

脈來細而滑按之能虛因急持直者僵仆從高墮下病在内

微浮秋吉冬成病

微數雖甚不成病不可勞

【校勘】

❶氣：仿宋本、吴本、周本「氣」下有「急」字。

❷沈：周本作「浮」。

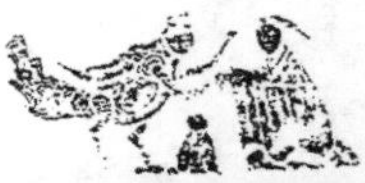

浮滑疾緊者以合百病久易愈
陽邪來見浮洪
陰邪來見沉細
水穀來見堅實
脉來乍大乍小乍長乍短者為祟
脉來洪大嫋嫋者社祟
脉來沉沉澤澤四支不仁而重土祟
脉與肌肉相得久持之至者可下之
弦小緊者可下之
緊而數寒熱俱發必下乃愈
弦遲者宜温藥
緊數者可發其汗

診五藏六腑氣絕證候第三

病人肝絕八日死何以知之面青但欲伏眠目視而不見人汗（一作泣）出如水不止（一曰二日死）

病人膽絕七日死何以知之眉為之傾

病人筋絕九日死何以知之手足爪甲青呼罵不休（一曰八日死）

病人心絕一日死何以知之肩息回視立死（一曰目亭亭一日死）

病人腸（一云小腸）絕六日死何以知之髮直如乾麻不得屈伸白[1]汗不止

病人脾絕十二日死何以知之口冷足腫腹熱臚脹泄利不覺出無時度（一曰五日死）

病人胃絕五日死何以知之脊痛腰中重不可反覆（一曰腓腸平九日死）

病人肉絕六日死何以知之耳乾舌皆腫溺血大便赤泄（一曰

【校勘】

❶白汗：冷汗。周本作「自汗」。

足腫九日死

病人肺絶三日死何以知之口張但氣出而不還一日鼻口虛張短氣

病人大腸絶不治何以知之泄利無度利絶則死

病人腎絶四日死何以知之齒爲暴枯面爲正黑目中黄色

腰中欲折白汗❶出如流水一日人中平七日死

病人骨絶齒黄落十日死

諸浮脉無根者皆死已上五藏六腑爲根也

診四時相反脉證第四

春三月木王肝脉治當先至心脉次之肺脉次之腎脉次之此爲四時王相順脉也到六月土王脾脉當先至而反不至反得腎脉此爲腎反脾也七十日死何謂腎反脾夏火王心脉當先至肺脉次之而反得腎脉是謂腎反脾期五月六月忌丙丁

【校勘】

❶白汗：周本作「自汗」。

脾反肝二十日死何謂脾反肝肝春肝脉當先至而反不至脾脉先至是謂脾反肝期正月二月忌甲乙

腎反肝三歲死何謂腎反肝肝春肝脉當先至而反不至腎脉先至是謂腎反肝也期七月八月忌庚辛

腎反心二歲死何謂腎反心心夏心脉當先至而反不至腎脉先至是謂腎反心也期六月忌戊己（臣億等按千金一云此中不論肺金之氣疎畧未諭指南又推五行亦頗顛倒待求别録也）

診損至脉第五

脉有損至何謂也然至之脉一呼再至曰平三至曰離經四至曰奪精五至曰死六至曰命絶此至之脉也何謂損一呼一至曰離經二呼一至曰奪精三呼一至曰死四呼一至曰命絶此損之脉也至脉從下上損脉從上下也損脉之爲病柰何然一

損損於皮毛皮聚而毛落一損損於血脉血脉虛少不能榮於五藏六府也三損損於肌肉肌肉痟瘦食飲不為肌膚四損損於筋筋緩不能自收持五損損於骨骨痿不能起於牀反此者至於收病也從上下者骨痿不能起於牀者死從下上者皮聚而毛落者死治損之法奈何然損其肺者益其氣損其心者益(1)其榮衛損其脾者調其飲食適其寒溫損其肝者緩其中損其腎者益其精氣此治損之法也

脉有一呼再至一吸再至一呼三至一吸三至一呼四至一吸四至一呼五至一吸五至一呼六至一吸六至一呼一至一吸一至再呼一至再吸一至呼吸再至脉來如此何以別知其病也然脉來一呼再至一吸再至不大不小曰平一呼三至一吸三至為適得病前大後小即頭痛目眩前小後大即胷滿短氣

【校勘】

(1) 益：仿宋本、吴本、周本作「調」。

一呼四至一吸四至病適欲甚脉洪大者苦煩滿沉細者腹中痛滑者傷熱濇者中霧露一呼五至一吸五至其人當困沉細即夜加浮大即晝加不大小雖困可治其有大小者爲難治一呼六至一吸六至爲十❶死脉也沉細夜死浮大晝死一呼一至一吸一至名曰損人雖能行猶當一作□❷獨未著牀所以然者血氣皆不足故也再呼一至再吸一至名曰无魂无魂者當死也人雖能行名曰行尸

扁鵲曰脉一出一入曰平再出一入少陰三出一入太陰四出一入厥陰再入一出少陽三入一出陽明四入一出太陽脉出者爲陽入者爲陰故人一呼而脉再動氣行三寸一吸而脉再動氣行三寸呼吸定息脉五動一呼一吸爲一息氣行六寸人十息脉五十動氣行六尺二十息脉百動爲一備之氣以應四

【校勘】

❶十：《難經·十四難》無。

❷□：仿宋本、吴本、周本作「著」。

時天有三百六十五日人有三百六十五節晝夜漏下水百刻一備之氣脉行丈二尺一日一夜行於十二辰氣行尽則周遍於身與天道相合故曰平平者无病也一陰一陽是也脉再動爲一至再至而緊即奪氣一刻百三十五息十刻千三百五十息百刻萬三千五百息二刻爲一度一度氣行一周身晝夜五十度脉三至者離經一呼而脉三動氣行四寸半人一息脉七動氣行九寸十息脉七十動氣行九尺一備之氣脉百四十動氣行一丈八尺一周於身氣過百八十度故曰離經離經者病一陰二陽是也三至而緊則奪血脉四至則奪精一呼而脉四動氣行六寸人一息脉九動氣行尺二寸人十息脉九十動氣行一丈二尺一備之氣脉百八十動氣行二丈四尺一周於身氣過三百六十度再遍於身不及五節一時之氣而重至諸脉

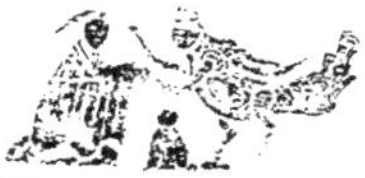

浮濇者五藏无精難治一陰三陽是也四至而緊則奪形脈五至者死一呼而脈五動氣行六寸半（當行七寸半）人一息脈十一動氣行尺三寸（當行尺五寸）人十息脈百一十動氣行丈三尺（當行丈五尺）一備之氣脈二百二十動氣行二丈六尺（當行三丈）一周於身三百六十五節氣行過五百四十度再周於身過百七十度一節之氣而至此氣浮濇經行血氣竭盡不守於中五藏傷瘠精神散亡脈五至而緊則死三陰（一作二）三陽是也雖五猶末如之何也

脈一損一乘者人一呼而脈一動人一息而脈再動氣行三寸十息脈二十動氣行三尺一備之氣脈四十動氣行六尺不及周身百八十節氣短不能周遍於身苦少氣身體懈墮矣脈再損者人一息而脈一動氣行一寸五分人十息脈十動氣行尺五寸一備之氣脈二十動氣行三尺不及周身二百節凝氣血

盡經中不能及故曰離經血去不在其處小大便皆血也脉三損者人一息復一呼而脉一動十息脉七動氣行尺五寸（當行尺五分）一備之氣脉十四動氣行三尺一寸（當行二尺一寸）不及周身二百九十七節故曰爭氣行血流不能相與俱微氣閉實則胥滿藏枯而爭於中其氣不朝血凝於中死矣脉四損者再息而脉一動人十息脉五動氣行七寸半一備之氣脉十動氣行尺五寸不及周身三百一十五節故曰亡血亡血者忘失其度身羸疲皮裹骨故血氣俱尽五藏失神其死神❶矣脉五損者人再息復一呼而脉一動人十息脉四動氣行六寸一備之氣脉八動氣行尺二寸不及周身三百二十四節故曰絶絶者氣急不下牀口氣寒脉俱絶死矣岐伯曰脉失四時者爲至啓至啓者爲損至之脉也損之爲言少陰主骨爲重此志損也飲食衰減肌肉

【校勘】

❶神：仿宋本、吴本、周本作「明」。爲是，當改。

消者是意損也身安卧卧不便利耳目不明是魂損也呼吸不相通五色不華是魄損也四肢皆見脉爲亂是神損也大損三十歲中損二十歲下損十歲損各以春夏秋冬平人人長脉短者是大損三十歲人短脉長者是中損二十歲手足皆細是下損十歲失精氣者一歲而損男子左脉短右脉長是爲陽損半歲女子右脉短左脉長是爲陰損半歲春脉當得肝脉反得脾肺之脉損夏脉當得心脉反得腎肺之脉損秋脉當得肺脉反得肝心之脉損冬脉當得腎脉反得心脾之脉損當審切寸口之脉知絶不絶前後去爲絶掌上相擊堅如彈石爲上脉虚盡下脉尚有是爲有胃氣上脉盡下脉堅如彈石爲有胃氣上下脉皆盡者死不絶不消者皆生是損脉也至之爲言言語音深遠視憒憒是志之至也身體粗大飲食暴多是意之至也語言

妄見手足相引是䰟之至也龍怱華色是魄之至也脉微小不相應呼吸自大是神之至也是至脉之法也死生相應病各得其氣者生十得其半也黄帝曰善

診脉動止投數踈數死期年月第六

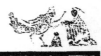

脉一動一止二日死一經云一日死二動一止三日死三動一止四日死或五日死四動一止六日死五動一止五日死或七日死六動一止八日死七動一止九日死八動一止十日死九動一止九日死又云十一日死一經云十二月死若立春死十動一止立夏死一經云立春死十一動一止夏至死一經云立夏死一經云立秋死十二十三動一止立秋死一經云立冬死十四十五動一止立冬死一經云立夏死二十動一止一歲死若立秋死二十一動一止二歲死二十五動一止立冬死一經云一歲死或二歲死三十動一止二歲若三歲死三十五動一止三歲死

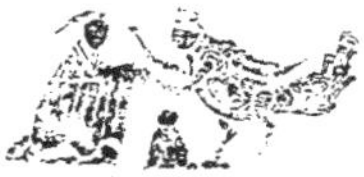

四十動一止四歲死五十動一止五歲死不滿五十動一止五歲死

脉來五十投而不止者五藏皆受氣即無病（千金方云五行氣畢陰陽數同榮衛出入經脉通流晝夜百刻五德相生）

脉來四十投而一止者一藏無氣却後四歲春草生而死

脉來三十投而一止者二藏無氣却後三歲麥熟而死

脉來二十投而一止者三藏無氣却後二歲桑椹赤而死

脉來十投而一止者四藏無氣歲中死得節不動出清明日死遠不出穀雨死矣

脉來五動而一止者五藏無氣却後五日而死

脉一來而久住者宿病在心主中治

脉二來而久住者病在肝枝中治

脉三來而久住者病在脾下中治
脉四來而久住者病在腎間中治
脉五來而久住者病在肺枝中治
五脉病虚羸人得此者死所以然者藥不得而治針不得而及盛人可治氣全故也

診百病死生决第七

診傷寒熱盛脉浮大者生沉小者死
傷寒已得汗脉沉小者生浮大者死
温病三四日以下不得汗脉大疾者生脉細小難得者死不治
温病穰穰大熱其脉細小者死（千金穰穰作時行）
温病下利腹中痛甚者死不治
温病汗不出出不至足者死厥逆汗出脉堅彊急者主[1]虚緩

【校勘】
[1] 主：周本作「生」。形近致誤，當改。

者死

温病二三日，身體熱，腹滿，頭痛，食飲如故，脉直而疾❶者，八日死；四五日頭痛，腹痛而吐，脉來細彊，十二日死；八九日頭不疼，身不痛，目不赤，色不變而反利，脉來牒牒，按之不彈手，時大，心下堅，十七日死

熱病七八日，脉不軟（一作喘）不散（一作數）者，當瘖，瘖後三日温汗不出者死

熱病七八日，其脉微細，小便不利，加暴口燥，脉代，舌焦乾黑者死

熱病未得汗，脉盛躁疾，得汗者生，不得汗者難差

熱病已得汗，脉靜安者生，脉躁者難治

熱病已得汗，常大熱不去者，亦死（大一作專）

【校勘】

❶疾：《千金要方》卷二十八《診百病死生要訣》作「絶」。

熱病已得汗熱未去脈微躁者慎不得刺治

熱病發熱熱甚者其脈陰陽皆竭慎勿刺不汗出必下利

診人被風不仁痿蹷其脈虛者生堅急疾者死

診癲病虛則可治實則死

癲疾脈實堅者生脈沈細小者死

癲疾脈搏大滑者久久自已其脈沈小急實不可治小堅急亦不可療

診頭痛目痛久視無所見者死（久視一作卒視）

診人心腹積聚其脈堅彊急者生虛弱者死又實彊者生沈者死其脈大腹大脹四肢逆冷其人脈形長者死腹脹滿便血脈大時絕極下血脈小疾者死

心腹痛痛不得息脈細小遲者生堅大疾者死

腸澼便血身熱則死寒則生

腸澼下白沫脉沉則生浮則死

腸澼下膿血脉懸絶則死滑大則生

腸澼之屬身熱脉不懸絶滑大者生懸濇者死以藏期之

腸澼下膿血脉沉小流連者生數疾且大有熱者死

腸澼筋攣其脉小細安靜者生浮大緊者死

洞泄食不化不得留下膿血脉微小❶連者生緊急者死

泄注脉緩時小結者生浮大數者死

䘌蝕陰疘其脉虛小者生緊急者死

欬嗽脉沉緊者死浮直者生浮軟者生小沉伏匿者死

欬嗽羸瘦脉形堅大者死

❷欬脫形發熱脉小堅急者死肌瘦下一本脫形云不脫形熱不去者死

【校勘】

❶連：仿宋本、吴本、周本作「遲」。形近而誤，當改。

❷欬：周本「欬」下有「嗽」字。爲是，當補。

欬而嘔腹脹且洩其脉弦急欲絶者死

吐血衄血脉滑小弱者生實大者死

汗出若衄其脉小滑者生大躁者死

唾血脉緊彊者死滑者生

吐血而欬上氣其脉數有熱不得臥者死

上氣脉數者死謂其形損故也

上氣喘息低昂其脉滑手足温者生脉濇四肢寒者死

上氣面浮腫肩息其脉大不可治加利必死一作又甚

上氣注液其脉虛寧寧伏匿者生堅彊者死

寒氣上攻脉實而順滑者生實而逆濇者死太素云寒氣暴上脉滿實何如曰實而滑則生實而逆則死矣其形盡滿何如曰舉形盡滿者脉急大堅尺濇而不應如是者順則生逆則死何謂順則生逆則死曰所謂順者手足温也謂逆者手足寒也

痟癉脈實大病久可治脈懸小堅急病久不可治

消渴脈數大者生細小浮短者死

消渴脈沉小者生實堅大者死

水病脈洪大者可治微細者不可治

水病脹閉其脈浮大軟者生沉細虛小者死

水病腹大如鼓脈實者生虛者死

卒中惡吐血數升脈沉數細者死浮大疾快者生

卒中惡腹大四肢滿脈大而緩者生緊大而浮者死緊細而

微者亦生

病瘡腰脊強急瘈瘲者皆不可治

寒熱瘈瘲其脈代絕者死

金瘡血出太多其脈虛細者生數實大者死

金瘡出血脉沉小者生浮大者死
斫瘡出血一二石脉來大二十日死
斫刺俱有病多少血出不自止斷者其脉❶止脉來大者七日死滑細者生
從高❷傾仆内有血腹脹滿其脉堅彊者生小弱者死
人爲百藥所中傷脉浮澀而疾者生微細者死洪大而遲者生千金遲作速
人病甚而脉不調者難差
人病甚而脉洪者易差
人内外俱虚身體冷而汗出微嘔而煩擾手足厥逆體不得安静者死
脉實滿手足寒頭熱春秋生冬夏死

【校勘】
❶脉：仿宋本、錢本作「血」。爲是，當改。
❷傾：仿宋本、吳本、錢本、周本作「頓」。

老人脈微，陽羸陰彊者生；脈焱大加息（一作如急）者死。陰弱陽彊，脈至而代，奇[1]（一作寄）月而死。

尺脈濇而堅，爲血實氣虚也。其發病腹痛逆滿，氣上行，此爲婦人胞中絶傷，有惡血，久成結瘕。得病以冬時，黍穄赤而死。

尺脈細而微者，血氣俱不足；細而來有力者，是穀氣不充。病得節輒動，棗葉生而死。此病秋時得之。

左手寸口脈偏動，乍大乍小不齊，從寸口至關，關至尺，三部之位，處處動揺，各異不同。其人病仲夏得之，此脈桃花落而死（花一作葉）。

右手寸口脈偏沉伏，乍小乍大，朝來浮大，暮夜沉伏。浮大即太過，上出魚際；沉伏即下，不至關中。往來無常，時時復來者，榆葉枯落而死（葉一作莢）。

【校勘】

[1] 奇：《千金要方》卷二十八《診百病死生要訣》作「期」。

右手尺部脉三十動一止有頃更還二十動一止乍動乍踈
連連相因不與息數相應其人雖食穀猶不愈蘩草生而死
左手尺部脉四十動而一止止而復來來逆如循直木如循
張弓弦絙絙然如兩人共引一索至立冬死千金作至立春而死

診三部脉虛實决死生第八

三部脉調而和者生

三部脉廢者死

三部脉虛其人長病得之死虛而濇長病亦死虛而滑亦死
虛而緩亦死虛而弦急癲病亦死

三部脉實而大長病得之死實而滑長病得之生卒病得之
死實而緩亦生實而緊亦生實而緊急癲癇可治

三部脉彊非稱其人病便死

三部脈羸非其人（一作脈）得之死
三部脈麄❶長病得之死卒病得之生
三部脈細而軟長病得之生細而數亦生微而緊亦生
三部脈大而數長病得之生卒病得之死
三部脈微而伏長病得之死
三部脈軟（一作濡）長病得之不治自愈治之死卒病得之生
三部脈浮而結長病得之死浮而滑長病亦死浮而數長病風得之生卒病得之死
三部脈芤長病得之生卒病得之死
三部脈弦而數長病得之生卒病得之死
三部脈革長病得之死卒病得之生
三部脈堅而數如銀釵股蠱毒病必死數而軟蠱毒病得之生

【校勘】

❶麄：廖本、朱本、張本作「羸」。

三部脉㶁㶁如羮上肥長病得之死卒病得之生

三部脉連連如蜘蛛絲長病得之死卒病得之生

三部脉如霹靂長病得之死三十日死

三部脉如弓弦長病得之死

三部脉累累如貫珠長病得之死

三部脉如水淹然流長病不治自愈治之反死一云死水流者長病七十日死如水不流者長病不治自愈

三部脉如屋漏長病十日死千金一云十四日死

三部脉如雀啄長病七日死

三部脉如釜中湯沸朝得暮死夜半得日中死日中得夜半死

三部脉急切腹間病又婉轉腹痛針上下差

新刊王氏脉經卷第四

新刊王氏脉經卷第五

朝散大夫守光禄卿直秘閣判登聞檢院上護軍臣林億等類次

張仲景論脉第一

扁鵲陰陽脉法第二　扁鵲脉法第三

扁鵲華佗察聲色要訣第四

扁鵲診諸反逆死脉要訣第五

張仲景論脉第一

○脉[1]有三部，陰陽相乘，榮衛氣血，在人躰躬（千金作而行人躬）。呼吸出入，上下於中，因息遊布，津液流通，隨時動作，傚象形容。春弦秋浮，冬沉夏洪，察色觀脉，大小不同，一時之間，變無經常，尺寸參差，或短或長，上下乖錯，或存或亡，病輒改易，進退低昂

【校勘】

❶脉：據文例，「脉」上疑脱「問曰」二字，當補。

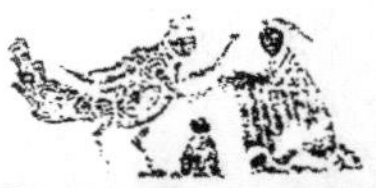

心迷意惑動失紀綱願爲綾陳令得分明

師曰子之所問道之根源脉有三部尺寸及關榮衛流行不失衡銓腎沉心洪肺浮肝弦此自經常不失銖分出入昇降漏刻周旋水下二❶刻臣億等詳水下二刻疑檢舊本如此脉一周身旋❷復寸口虛實見焉變化相乘陰陽相干風則浮虛寒則緊❸弦沉潛水滀支飲急弦動弦爲痛數洪❹熱煩設有不應知變所緣三部不同病各異端太過可怪不及亦然邪不空見終必有奸審表裏三焦別❺分知邪所舍消息診看料度腑藏獨見若神爲子條記傳與賢人

扁鵲陰陽脉法第二

○脉平旦曰太陽日中❻見陽明晡時曰少陽黄昏曰少陰夜半曰太陰雞鳴曰厥陰是三陰三陽時也

【校勘】

❶二：《傷寒論·平脉法》作「百」。

❷旋：《傷寒論·平脉法》作「當」。

❸緊弦：《傷寒論·平脉法》作「牢堅」。

❹數洪：《傷寒論·平脉法》作「則」。

❺分：《傷寒論·平脉法》作「焉」。

❻見：仿宋本、周本作「曰」，與文例合。爲是。

○少陽之脈乍小乍大乍長乍短動搖六分王十一月甲子夜半正月二月甲子王
○太陽之脈洪大以長其來浮於筋上動搖九分三月四月甲子王
○陽明之脈浮大以短動搖三分大前小後狀如科斗其至跳五月六月甲子王
○少陰之脈緊細動搖六分王五月甲子日中七月八月甲子王
○太陰之脈緊細以長乘於筋上動搖九分九月十月甲子王
○厥陰之脈沉短以緊動搖三分十一月十二月甲子王
○厥陰之脈急弦動搖至六分已上病遲脈寒少腹痛引腰形喘者死脈緩者可治刺足厥陰入五分（遲脈二字疑衍）
○少陽之脈乍短乍長乍大乍小動搖至六分已上病頭痛脇

下滿嘔可治擾即死一作傴可治僂即死刺兩季肋端足少陽也入七分

○陽明之脉洪大以浮其來滑而跳大前細后狀如科斗動搖至三分已上病眩頭痛腹滿痛嘔可治擾即死刺臍上四寸臍下三寸各六分

○從二月至八月陽脉在表從八月至正月陽脉在裏附陽脉強附陰脉弱至即驚實則瘛瘲細而沈不瘛瘲即泄泄即煩煩即渴渴即腹滿滿即擾擾即腸澼澼即脉代乍至乍不至大而沈即欬欬即上氣上氣甚則肩息肩息甚則口舌血出血出甚即鼻血出變出寸口陰陽表裏以互相乘如風有道陰脉乘陽也寸口中前後溢者行風寸口中外实因不滿者三風四温寸口者勞風勞風者大病亦發駃行汗出亦發奥風者上下微微扶骨是其診也表緩腹内急者奥風也猥雷

實夾者飄風從陰趨陽者風邪一來調一來速鬼邪也陰緩陽急者表有風來入藏也陰急者風已抱陽入腹上□□[1]下宛宛不能至陽流飲也上下血微陰強者為漏僻陽強者酒僻也偃偷不過微反陽澹澼也陰扶骨絕者從寸口前頓趣於陰汗水也來調四布者欲病水也陰脉不偷陽脉傷復少津寸口中後大前兊至陽而實者僻食小過陽一分者七日僻二分者十日僻三分者十五日僻四分者二十日僻四分中伏不過者半歲僻敦敦不至胃陰一分飲餔餌僻也外勾者久僻也內卷者十日以還外強內弱者裏大核也并浮而弦者汁核并浮緊而數如沈病暑食粥（一作微）有內緊而伏麥飲若餅寸口脉倚陽緊細以微瓜菜皮也若倚如緊蒸藏菜也隤隤無數生肉僻也附陽者炙肉僻也小倚生浮大如故

【校勘】

❶□□：漫漶不清，仿宋本、吳本、周本作「逯逯」。

壬癸豆也

扁鵲脉法第三

扁鵲曰：人一息脉二至謂平脉，體形無苦。人一息脉三至謂病脉。一息四至謂痺者，脫脉氣，其眼睛青者死。人一息脉五至以上，死不可治也。都（一作聲）息病，脉來動，取極五至，病有六七至也。扁鵲曰：平和之氣，不緩不急，不滑不濇，不存不亡，不短不長，不俛不仰，不從不橫，此謂平脉。腎（一作緊）受如此（一作剛），身無苦也。扁鵲曰：脉氣弦急，病在肝，少食多厭，裏急多言，頭眩目痛，腹滿筋攣，癲疾上氣，少腹積堅，時時唾血，咽喉中乾。相病之法，視色聽聲，觀病之所在，候脉要訣，豈不微乎？脉浮如數，無熱者風也；若浮如數而有熱者氣也。脉洪大者，又兩乳房動脉復數，加有寒熱，此傷寒病也。若羸長病，如脉浮濇

寸口後有微熱此狂氣病也如後病人多熱乍劇乍差難治

也又療無劇者易差不效者易治也（疑有闕文）

扁鵲華佗察聲色要訣第四

病人五藏已奪神明不守聲嘶者死

病人循衣縫譫言者不可治

病人陰陽俱絕掣衣掇空妄言者死

病人妄語錯亂及不能語者不治熱病者可治

病人陰陽俱絕失音不能言者三日半死

病人兩目眥❶有黄色起者其病方愈

病人面黄目青者不死青如草滋死

病人面黄目赤者不死赤如衃血死

病人面黄目白者不死白如枯骨死

【校勘】

❶眥：吳本、周本作「眥」。

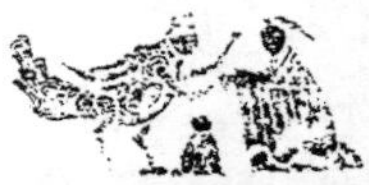

病人面黃目黑者不死黑如炲死

病人面目俱等者不死

病人面黑目青者不死

病人面青目白者死

病人面黑目白者不死

病人面赤目青者六日死

病人面黃目青者九日必死是謂亂經飲酒當風邪入胃經膽氣妄泄目則爲青雖有天救不可復生

病人面赤目白者十日死憂恚思慮心氣内索面色反好急求棺槨

病人面白目黑者死此謂榮華已去血脉空索

病人面黑目白者八日死腎氣内傷病因留積

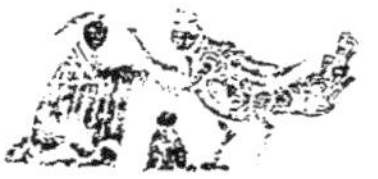

病人面青目黃者五日死病人著牀心痛短氣脾竭內傷百日復愈能起傍徨因坐於地其立倚牀能治此者可謂神良

病人面無精光若土色不受飲食者四日死

病人目無精光及牙齒黑色者不治

病人耳目鼻口有黑色起入于口者必死

病人耳目及顴頰赤者死在五日中

病人黑色出於額上髮際下直鼻脊兩顴上者亦死在五日中

病人黑氣出天中下至年上顴上者死千金翼云天中當鼻直上至髮際年上在鼻上兩目間

病人及健人黑色若白色起入目及鼻口死在三日中

病人及健人面忽如馬肝色望之如青近之如黑者死

病人面黑目直視惡風者死

病人面黑脣青者死

病人面青脣黑者死

病人面黑兩脇下滿不能自轉反者死

病人面回回[1]直視肩息者一日死

病人頭目久痛卒視無所見者死

病人陰結陽絕目精脫恍惚者死

病人陰陽絕竭目眶陷者死

病人眉[2]系傾者七日死

病人口如魚口不能復閉而氣出多不反者死

病人口張者三日死

病人脣青人中反三日死

病人脣反人中反[3]者死

病人脣口忽乾者不治

【校勘】

❶面回回：吳本、周本作「目」。爲是，當改。又，仿宋本、楊本、廖本作「目回回」。

❷眉：仿宋本、周本作「目」，於義較明。

❸反：仿宋本、吳本、錢本、周本作「滿」。爲是，當改。

病人脣腫齒焦者死

病人陰陽俱竭其齒如熟小豆其脉駃者死

病人齒忽變黑者十三日死

病人舌卷卵縮者必死

病人汗出不流舌卷黑者死

病人髮直者十五日死

病人髮如乾麻善怒者死

病人髮與眉衝起者死

病人爪甲青者死

病人爪甲白者不治

病人手足爪甲下肉黑者八日死

病人榮衛竭絕面浮腫者死

病人卒腫其面蒼黑者死

病人手掌腫無文者死

病人臍腫反出者死

病人陰囊莖俱腫者死

病人脉絶口張足腫五日死

病人足趺上腫兩膝大如斗者十日死❶

病人臥遺屎❷不覺者死

病人尸臭者不可治

肝病皮黑❸肺之日庚辛死

心病目黑腎之日壬癸死

脾病脣青肝之日甲乙死

肺病頰赤目腫心之日丙丁死

【校勘】

❶死：仿宋本、周本「死」後有「病人足趺腫嘔吐頭重者死」十一字，當補。

❷屎：廖本、《中藏經》卷中《論診雜病必死候》作「尿」。

❸黑：仿宋本、吴本、周本作「白」。

腎病面腫脣黃脾之日戊己死

青欲如蒼璧之澤不欲如藍

赤欲如帛裹朱不欲如赭

白欲如鵝羽不欲如鹽

黑欲❶重漆不欲如炭

黃欲如羅裹雄黃不欲如黃土

目色赤者病在心白在肺黑在腎黃在脾青在肝黃色不可名者病胷中

診目病❷赤脉從上下者太陽病也從下上者陽明病也從外入內者少陽病也

診寒熱瘰癧目中有赤脉從上下至瞳子見一脉一歲死見一脉半一歲半死見二脉二歲死見二脉半二歲半死見三

【校勘】

❶欲：仿宋本、吳本、錢本、周本「欲」後有「如」字。義勝。

❷病：《靈樞·論疾診尺》作「痛」。

脉三歲死

診齲齒痛按其陽明之脉來有過者獨熱在右右熱在左左熱在上上熱在下下熱

診血者脉❶多赤多熱多青多痛多黑爲久痺多赤多黑多青皆見者寒熱身痛面色微黄齒垢黄爪甲上黄黄疸也安卧❷少黄赤脉小而濇者不嗜食

扁鵲診諸反逆死脉要訣第五

扁鵲曰夫相死脉之氣如群鳥之聚一馬之馭系水交馳之狀如懸石之落出筋之上藏筋之下堅關之裏不在榮衛伺候交射不可知也疑有闕文

脉病人不病脉來如屋漏雀啄者死屋漏者其來既絶而止時時復起而不相連屬也雀啄者脉來甚數而疾絶止復頓來也又經言得病七八日脉如屋漏雀啄者

【校勘】

❶血者脉：仿宋本、吴本、廖本、周本作「血脉者」。當乙正。

❷少：仿宋本、錢本、《靈樞·論疾診尺》作「小便」。爲是，當改。

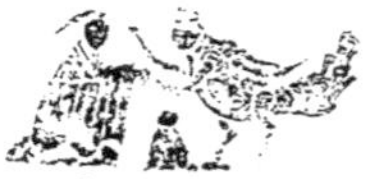

死脉彈人手如黍米也

脉來如彈石去如解索者死彈石者辟辟急也解索者動數而隨散亂無復次緒也

脉困病人脉如蝦之游如魚之翔者死蝦游者苒苒而起尋復退沒不知所在久乃復起起輒遲而沒去速者是也魚翔者似魚不行而但掉尾動頭身搖而久住者是也

脉如懸薄卷索者死

脉如轉豆者死脉如偃刀者死脉涌涌不去者死脉忽去忽來暫止復來者死脉中侈者死脉分絕者死上下分散也

脉有表無裏者死經名曰結去即死何謂結脉在指下如麻子動搖屬腎名曰結去死近也脉五來一止不復增減者死經名曰代何謂代脉五來一止也脉七來是人一息半時不復增減亦名曰代正死不疑

經言病或有死或有不治自愈或有連年月而不已其死生

存亡可切脉而知之邪然可具知也設病者若閉目不欲見人者脉當得肝脉弦急而長反得肺脉浮短而濇者死也病若開目而渴心下牢者脉當得緊實而數反得沉滑而微者死病若吐血復鼽衄者脉當得沉細而反浮大牢者死病若譫言妄語身當有熱脉當洪大而反手足四逆脉反沉細微者死病若大腹而泄脉當微細而澀反得緊大而滑者死此之謂也

經言形脉與病相反者死柰何然病若頭痛目痛脉反短濇者死之

病若腹痛脉反浮大而長者死

病若腹滿而喘脉反滑利而沉者死

病若四肢厥逆脉反浮大而短者死

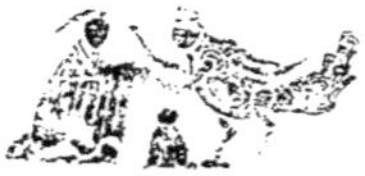

病若耳聾脈反浮大而濇者死（千金翼云脈大者生沉遲細者難治）

病若目䀮䀮脈反大而緩者死

左有病而右痛右有病而左痛下有病而上痛上有病而下痛此爲逆逆者死不可治脈來沉之絶濡浮之不止推手者半月死（一作半日）脈來微細而絶者人病當死

人病脈不病者生脈病人不病者死

人病尸厥呼之不應脈絶者死脈當大反小者死

肥人脈細小如絲欲絶者死

羸人得躁脈者死

人身濇而脈來往滑者死

人身滑而脈來往濇者死

人身小而脈來往大者死

人身短而脉來往長者死

人身長而脉來往短者死

人身大而脉來往小者死

尺脉不應寸時如馳半日死千金云尺脉上應寸口太遲者半日死

肝脾俱至則穀不化肝多即死

肺肝俱至則癰疽四肢重肺多即死

心肺俱至則痺消渴懈怠心多即死

腎心俱至則難以言九竅不通四肢不舉腎多即死

脾腎俱至則五藏敗壞脾多即死

肝心俱至則熱甚瘈瘲汗不出妄見邪

肝腎俱至則疝瘕少腹痛婦人月使不來肝滿腎滿肺滿皆

實則爲腫肺之雍喘而兩胠滿肝雍兩胠滿臥則驚不得小

便腎癰脚下至小腹滿脛有大小髀胻大跛易偏枯心肺❶滿大癇瘛筋攣肝脉小急癇瘛筋攣肝脉驚暴有所驚駭脉不至若瘖不治自已腎脉小急肝脉小急心脉小急不鼓皆為瘕腎脉❷并沉為石水并浮為風水并虛為死并小弦欲驚腎脉大急沉肝脉大急沉皆為疝心脉搏滑急為心疝肺脉沉搏為肺疝脾脉外鼓沉為腸澼久自已肝脉小緩為腸澼易治腎脉小搏沉為腸澼下血血溫身熱者死心肝澼亦下血二藏同病者可治其脉小沉澀者為腸澼其身熱者死熱見七日死胃脉沉鼓澀胃外鼓大心脉小緊急皆膈偏枯男子發左女子發右不瘖舌轉可治三十日起其順者瘖三歲起年不滿二十者三歲死脉至而搏血衄身有熱者死脉來如懸鉤浮為熱脉至如喘名曰氣厥氣厥者不知與人言素問甲乙

【校勘】

❶肺：仿宋本、周本作「脉」。義勝。

❷脉：仿宋本、周本作「肝」。義勝。

作暴歌脉至如數，使人暴驚，三四日自已。脉至浮合，浮合如數，一息十至，十至以上，是爲經氣予不足也，微見九十日死。脉至如火薪然，是心精之予奪也，草乾而死。脉至如散葉，是肝氣予虛也，木葉落而死。（木葉落一作棗華）

脉至如省客，省客者，脉塞而鼓，是腎氣予不足也，懸去棗華而死。脉至如泥丸，是胃精予不足也，榆莢落而死。（素問莢一作葉）

脉至如橫格，是膽氣予不足也，禾熟而死。脉至如弦縷，是胞精予不足也，病善言，下霜而死，不言可治。脉至如交漆，交漆者，左右傍至也，微見四十日死。（甲乙作交棘）脉至如涌泉，浮鼓肌中，是太陽氣予不足也，少氣味韭英而死。脉至委委土（素問作頹土）之狀，按之不得，是肌氣予不足也，五色先見黑白壘（一作藟）發死。

脉至如懸雍，懸雍者，浮揣切之益大，是十二俞之予不足也水凝而死脉至如偃刀偃刀者浮之小急也按之堅大急五藏菀熟寒熱獨并於腎也如此其人不得坐立春而死脉至如丸滑不直手不直手者按之不可得也是大腸氣予不足也棗葉生而死脉至如舂者令人善恐不欲坐卧行立常聽是小腸氣予不足也季秋而死

問曰嘗以春二月中脉一病人其脉反沈師記言到秋當死其病反愈到七月復病因往脉之其脉續沈復記言至冬死

問曰二月中得沈脉何以故處之至秋死也師曰二月之時其脉自當濡弱而弦得沈脉到秋自沈脉見浮即死故知到秋當死也七月之時脉復得沈何以處之至冬當死師曰沈脉屬腎真藏脉也非時妄見

經言王相囚死冬脉本王脉不再見故知至冬當死也然後

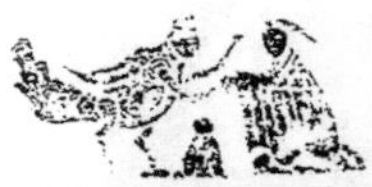

至冬之復病王以冬至日死故知為諦華佗倣此

新刊王氏脉經卷第五

新刊王氏脉經卷第六

朝散大夫守光禄卿直秘閣判登聞檢院上護軍臣林億等類次

膀胱病證第十

三膲病證第十一

肝足厥陰經病證第一

○肝氣虛則恐，實則怒。肝氣虛則夢見園苑生草，得其時則夢伏樹下不敢起。肝氣盛則夢怒。厥氣❶客於肝，則夢山林樹木。

○病在肝，平旦慧，下晡甚，夜半靜。

○病先發於肝者，頭目眩，脅痛支滿，一日之脾，閉塞不通，身痛體重；二日之胃，而腹脹；三日之腎，少腹腰脊痛，脛痠；十日不已，死。冬日入，夏早食。

肝脉搏堅而長，色不青，當病墜墮，若搏因血在脅下，令人喘逆。若耎而散，其色澤者，當病溢飲。溢飲者，濕❷暴多飲，而溢（一作易）入肌皮腸胃之外也。

○肝脉沈之而急，浮之亦然，苦脅下痛，有氣支滿，引少腹而痛

【校勘】

❶厥氣：《中藏經》卷上《論心臟虛實寒熱生死逆順脉證之法》作「邪氣」。

❷濕：吴本、錢本、周本作「渴」。爲是，當改。

時小便難苦目眩頭痛腰背痛足爲逆寒時癃女人月使不來時亡時有得之少時有所墜墮

○青脉之至也長而左右彈診曰有積氣在心下支胠名曰肝痺得之寒濕與疝同法腰痛足清頭痛

○肝中風者頭目瞤兩脇痛行常傴令人嗜甘如阻婦狀

○肝中寒者其人洗洗惡寒翕翕發熱面翕然赤漐漐有汗胸中煩熱 肝中寒者其人兩臂不舉舌本（又作大）燥善太息胸中痛不得轉側時盜汗欬食已吐其汁 肝主胸中喘怒罵其脉沉胸中又窒欲令人推按之有熱鼻窒

○凡有所墮墜惡血留內若有所大怒氣上而不能下積於左脇下則傷肝肝傷者其人脫肉又臥口欲得張時時手足青目瞑瞳人痛此爲肝藏傷所致也

○肝脹者脇下滿而痛引少腹

○肝水者其人腹大不能自轉側而脇下腹中痛時時津液微生小便續通

○肺乘肝即為癰腫心乘肝必吐利

肝著者其病人常欲蹈其胸上先未苦時但欲飲熱肝之積名曰肥氣在左脇下如覆杯有頭足如龜鼈狀久久不愈發欬逆痎瘧連歲月不已以季夏戊己日得之何也肺病傳肝肝當傳脾脾適以季夏王王者不受邪肝復欲還肺肺不肯受因留結為積故知肥氣以季夏得之

○肝病其色青手足拘急脇下苦滿或時眩冒其脉弦長此為可治宜服防風竹瀝湯秦艽散春當刺大敦夏刺行間冬刺曲泉皆補之季夏刺太衝秋刺中郄皆瀉之又當灸期門百

壯背第九椎五十壯

○肝病者必兩脇下痛引少腹令人善怒虛則目䀮䀮無所見耳無所聞善恐如人將捕之若欲治之當取其經

○足厥陰與少陽氣逆則頭目痛耳聾不聰頰腫取血者邪在肝則兩脇中痛寒中惡血在內胻❶善瘈節時腫取之行間以引脇下補三里以溫胃中取血脉以散惡血取耳間青脉以去其瘈足厥陰之脉起於大指聚毛之際上循足趺上廉去内踝一寸上踝八寸交出太陰之後上膕内廉循股入陰毛中環陰器抵少腹俠胃屬肝絡膽上貫膈布脇肋循喉嚨之後上入頏顙連目系上出額與督脉會於巔其支者從目系下頰裏環脣内其支者復從肝別貫膈上注肺中是動則病腰痛不可以俛仰丈夫㿗疝婦人少腹腫甚則嗌乾面塵脫

【校勘】

❶胻：《靈樞·五邪》作「行」。義勝。

色是主肝所生病者胷滿嘔逆洞泄狐疝遺溺閉癃盛者則寸口大一倍於人迎虛者則寸口反小於人迎也

○足厥陰之別名曰蠡溝去内踝上五寸別走少陰其別者循經上睾結於莖其病氣逆則睾腫卒疝實則挺長熱❶虛則暴癢取之所別肝病胷滿脇脹善恚怒叫呼身體有熱而復惡寒四肢不舉面目白身體滑其脉當弦長而急今反短濇其色當青而反白者此是金之剋木爲大逆十死不治

膽足少陽經病證第二

○膽病者善太息口苦嘔宿汁心澹澹恐❷如人將捕之嗌中介介然數唾候❸在足少陽之本末亦見其脉之陷下者灸之其寒熱刺陽陵泉善嘔有苦汁長太息心中澹澹善悲恐如人將捕之邪在膽逆在胃膽液❹則口苦胃氣逆則嘔苦汁故曰

【校勘】

❶熱：《靈樞·經脉》無。與文例合，義勝。

❷恐：《甲乙經》卷九《邪在心膽及諸臟腑發悲恐太息口苦不樂及驚》「恐」上有「善」字。義勝。

❸候：《靈樞·經脉》無。

❹液：仿宋本、吴本、周本作「溢」。爲是，當改。

嘔膽刺三里以下胃氣逆刺足少陽經絡以閉膽卻調其虛實以去其邪也

膽脹者脇下痛脹口苦太息

厥氣客於膽則夢鬭訟

足少陽之脉起於目兊眥上抵頭角下耳後循頸行手少陽之脉前至肩上却交手少陽之後入缺盆其支者從耳後入耳中出走耳前至兊眥後其支者別兊眥下大迎合手少陽於䪼一本云別兊眥上迎手少陽於顛下加頰車下頸合缺盆以下胷中貫膈絡肝屬膽循脇裏出氣街遶毛際橫入髀厭中其直者從缺盆下腋循胷中過季脇下合髀厭中以下循髀陽出膝外廉下外輔骨之前直下抵絶骨之端下出外踝之前循足跗上❶出小指次指之❷端其支者❸跗上入大指之間循大

【校勘】

❶出：《靈樞·經脉》作「入」。

❷端：《靈樞·經脉》作「間」。

❸跗：《靈樞·經脉》「跗」上有「別」義勝。

指歧❶内出其端還貫入爪甲出三毛是動則病口苦善太息心脇痛不能反❷側甚則面微塵躰無膏澤足外反熱是爲陽厥是主骨所生病者頭痛角頷痛目兑眥痛缺盆中腫痛腋下腫馬刀挾癭汗出振寒瘧胷中脇肋髀膝外至胻絶骨外踝前及諸節皆痛小指次指不用盛者則人迎大一倍於寸口虛者則人迎反小於寸口也

心手少陰經病證第三

心氣虛則悲不已實則笑不休心氣虛則夢救火陽物得其時則夢燔灼心氣盛則夢喜笑及恐畏厥氣客於心則夢丘山煙火

病在心日中慧夜半甚平旦静

病先發於心者心痛一日之肺喘欬三日之肝脇痛支滿五

【校勘】

❶歧：《靈樞·經脈》「歧」後有「骨」字。

❷反：《靈樞·經脈》作「轉」。反、轉，義近。

日之脾閉塞不通身痛體重三日不已死冬夜半夏日中

心脈搏堅而長當病舌卷不能言其耎而散者當病消渴而已

心脈沉之小而緊浮之不喘苦心下聚氣而痛食不下喜咽

唾時手足熱煩滿時忘不樂喜太息得之憂思赤脈之至也

喘而堅診曰有積氣在中時害於食名曰心痺得之外疾思

慮而心虛故邪從之

心脈急名曰心疝少腹當有形其以心為牡藏小腸為之使

故少腹當有形

邪哭使魂魄不安者血氣少也血氣少者屬於心心氣虛者

其人即畏（一作衰）合目欲眠夢遠行而精神離散魂魄妄行陰

氣衰者即為癲陽氣衰者即為狂五藏者魂魄之宅舍精神

之所依託也魂魄飛揚者其五藏空虛也即邪神居之神靈

所使鬼而下之脉短而微其藏不足則魂魄不安魂屬於肝魄屬於肺肺主津液即爲涕泣肺氣衰者即爲泣出肝氣衰者魂則不安肝主善怒其聲呼

心中風者翕翕發熱不能起心中飢而欲食食則嘔

心中寒者其人病心如噉蒜狀劇者心痛徹背背痛徹心如蠱注其脉浮者自吐乃愈

愁憂思慮則傷心心傷則苦驚喜忘善怒心傷者其人勞倦即頭面赤而下重心中痛徹背自發煩熱當臍挑[1]手其脉弦此爲心藏傷所致也

心脹者煩心短氣卧不安

心水者其人身體重（一作腫）而少氣不得卧煩而躁其陰大腫

腎乘心必癃

【校勘】

[1] 挑：仿宋本、吴本、周本作「跳」。形近致誤，當改。

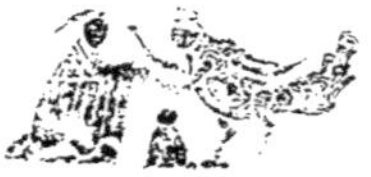

眞心痛，手足清至節，心痛甚，旦發夕死，夕發旦死。

心腹痛，懊憹，發作腫聚，往來上下行，痛有休作，心腹中熱，苦渴，涎出者，是蚘咬也。以手聚而堅持之，毋令得移，以大針刺之，久持之，蟲不動，乃出針。腸中有蟲蚘咬，皆不可取以小針。

心之積，名曰伏梁，起於臍上，上至心，大如臂，久久不愈，病煩心，心痛，以秋庚辛日得之。何也？腎病傳心，心當傳肺，肺適以秋王，王者不受邪，心復欲還腎，腎不肯受，因留結爲積，故知伏梁以秋得之。

心病，其色赤，心痛，氣短，手掌煩熱，或啼笑駡詈，悲思愁慮，面赤身熱，其脉實大而數，此爲可治。春當刺中衝，夏刺勞宮，季夏刺太陵，皆補之；秋刺間使，冬刺曲澤，皆瀉之（此是手厥陰心包胳❶經）。又當灸巨闕五十壯，背第五椎百壯。

【校勘】

❶胳：錢本、周本作「絡」。爲是，當補。

心病者胷内痛，脇支滿，兩脇下痛，膺背肩甲間痛，兩臂内痛，虚則胷腹大，脇下與腰背相引而痛，取其經手少陰太陽舌下血者，其變病刺郄中血者。

邪在心則病心痛，善悲，時眩仆，視有餘不足而調之其輸。

○黄帝曰：手少陰之脉獨无輸，何也？歧伯曰：少陰者，心脉也。心者，五臟六腑之大主也。心爲帝王，精神之所舍，其藏堅固，邪不能客，客之則傷心，心傷則神去，神去則身死矣。故諸邪在於心者，皆在心之包絡。包絡者，心主之脉也，故少陰无輸焉。

少陰无輸，心不病乎？

對曰：其外經肺❶病，藏不病，故獨取其經於掌後兊骨之端也。

○手心主之脉，起於胷中，出屬心包，下膈，歷絡三膲。其支者，循胷出脇，下腋三寸，上抵腋下，循臑内，行太陰少陰之間，入

【校勘】

❶肺：仿宋本、吴本、周本作「腑」。形近而誤，當改。

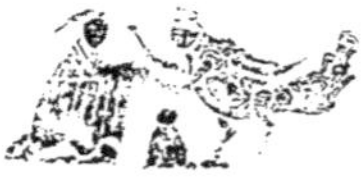

肘中下循行兩筋之間入掌中循中指出其端其支者別掌中循小指次指出其端是動則病手心熱肘臂攣急腋腫甚則胸脇支滿心中澹澹大動面赤目黄善笑不休是主脈所生病者煩心心痛掌中熱甚者則寸口大一倍於人迎虛者則寸口反小於人迎也

○手心主之別名曰内關去腕二寸出於兩筋間循經以上繫於心包絡心系氣❶實則心痛虛則爲煩心取之兩筋間

○心病煩悶少氣大熱熱上盪心嘔吐欬逆狂語汗出如珠身体厥冷其脉當浮今反沉濡而滑其色當赤而反黒者此是水之刻火爲大逆十死不治

小腸手太陽經病證第四

○小腸病者少腹痛腰脊控睪而痛時窘之後耳前熱若❷寒甚

【校勘】

❶氣：《靈樞·經脈》無。

❷若：仿宋本、周本作「苦」。形近致誤，當改。

獨肩上熱及手小指次指之間熱若脉陷者此其候也

○少腹控睾引腰脊上衝心邪在小腸者連睾系屬於脊貫肝肺絡心系氣盛則厥逆上衝腸胃動肝肺散於肓結於厭（一作臍）故取之肓原以散之刺太陰以與之取厥陰以下之取巨虛下廉以去之按其所過之經以調之

○小腸有寒其人下重便膿血有熱必痔

○小腸有宿食常暮發熱明日復止

○小腸脹者少腹䐜脹引腹❶而痛

○厥氣客於小腸則夢聚邑街衢

○手太陽之脉起於小指之端循手外側上腕出踝中直上循臂骨下廉出肘內側兩骨❷之間上循臑外後廉出肩解繞肩甲交肩上入缺盆向腋❸絡心循咽下膈抵胃屬小腸其支

【校勘】

❶腹：《靈樞·脹論》作「腰」。可參。

❷骨：《靈樞·經脉》作「筋」。義勝。

❸向腋：《靈樞·經脉》無此二字。

者從缺盆循頸上頰至目兌眥却入耳中其支者別頰上䪼

抵鼻至目內眥斜絡於顴是動則病嗌痛頷腫不可以顧肩

似拔臑似折是主液所生病者耳聾目黃頰頷腫頸肩臑肘

臂外後廉痛盛者則人迎大再倍於寸口虛者則人迎反小

於寸口也

脾足太陰經病證第五

○脾氣虛則四肢不用五藏不安實則腹脹涇溲不利

○脾氣虛則夢飲食不足得其時則夢築垣蓋屋脾氣盛則夢

歌樂體重手足不舉厥氣客於脾則夢丘陵大澤壞屋風雨

○病在脾日昳慧平旦甚日中持下晡靜

○病先發於脾閉塞不通身痛體重一日之胃而腹脹二日之

腎少腹腰脊痛脛痠三日之膀胱背䏽筋痛小便閉十日不

已死冬人定夏晝安食
○脾脉搏堅而長其色黃當病少氣其耎而散色不澤者當病
足骭腫若水狀
○脾脉沉之而濡浮之而虛苦腹脹煩滿胃中有熱不嗜食食
而不化大便難四肢苦痹時不仁得之房內月使不來來而
頻併
○黃脉之至也大而虛有積氣在腹中有厥氣名曰厥疝女子
同法得之疾使四肢汗出當風
○寸口脉弦而滑弦則爲痛滑則爲實痛即爲急實即爲踊痛
踊相搏即胷脇搶急
○趺陽脉浮而澀浮即胃氣微澀即脾氣衰微衰相搏即呼吸
不得此爲脾家失度

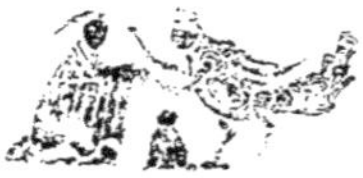

○寸口脉雙緊即為入其氣不出無表有裏心下痞堅

○趺陽脉微而澁微即無胃氣澁即傷脾寒在於膈而反下之寒積不消胃微脾傷穀氣不行食已自噫寒在胸膈上虛下實穀氣不通為閉❶塞之病

○寸口脉緩而遲緩則為陽❷其氣長遲則為陰榮氣促榮衛俱和剛柔相得三焦相承其氣必強

○趺陽脉滑而緊滑則胃氣實緊則脾氣傷得食而不消者此脾不治也能食而腹不滿此為胃氣有餘腹滿而不能食心下如飢此為胃氣不行心氣虛也得食而滿者此為脾家不治

○脾中風者翕翕發熱形如醉人腹中煩重皮❸肉瞤瞤而短氣也

【校勘】

❶閉：仿宋本、吴本、楊本、周本作「秘」。義近。

❷其：仿宋本、吴本、周本作「衛」。

❸肉：《金匱要略》卷中《五臟風寒積聚病脉證并治》作「目」。

○凡有所擊仆，若醉飽入房，汗出當風，則傷脾，脾傷則中氣陰陽離別，陽不從陰，故以三分候死生

○脾氣弱，病利下白腸垢，大便堅，不能更衣，汗出不止，名曰脾氣弱，或五液注下，青黄赤白黑，病人鼻下平者，胃病也，微赤者病發癰，微黑者有熱，青者有寒，白者不治，脣黑者胃先病，微燥而渴者可治，不渴者不可治，臍反出者，此爲脾先落一云先絕

○脾脹者，善噦，四肢急❶，體重不能衣一作枚❷

○脾水者，其人腹大，四肢苦重，津液不生，但苦少氣，小便難

○趺陽脉浮而澁，浮則胃氣強，澁則小便數，浮澁相搏，大便則堅，其脾爲約，脾約者，其人大便堅，小便利而反不渴

○凡人病脉以解，而反暮微煩者，人見病者差安而強與穀，脾胃氣尚弱，不能消穀，故令微煩，損穀則愈

【校勘】

❶四肢急：《靈樞·脹論》作「四肢煩悗」。急，《太素》卷二十九《脹論》同；《千金要方》卷十五《脾臟脉論》注：「急，一作實」。

❷枚：《千金要方》卷十五《脾臟脉論》作「收」。

○脾之積名曰痞氣在胃管覆大如盤久久不愈病四肢不收黄疸食飲不為肌膚以冬壬癸日得之何也肝病傳脾脾當傳腎腎適以冬王王者不受邪脾復欲還肝肝不肯受因留結為積故知痞氣以冬得之

○脾病其色黄飲食不消腹苦脹滿體重節痛大便不利其脉微緩而長此為可治宜服平胃圓瀉脾圓茱萸圓附子湯春當刺隱白冬刺陰陵泉皆瀉之夏刺大都季夏刺公孫秋刺商丘皆補之又當灸章門五十壯背第十一椎百壯

○脾病者必身重苦飢足痿不收❶素問作善飢肉痿足不收行善瘈脚下痛虚則腹脹腸鳴溏泄❷食不化取其經太陰陽明少陰血者

○邪在脾胃肌肉痛陽氣有餘陰氣不足則熱中善飢陽氣不足陰氣有餘則寒中腸鳴腹痛陰陽俱有餘若俱不足則有

【校勘】

❶苦飢足痿不收：《素問·臟氣法時論》作「善饑，肉痿，足不收」。

❷溏泄：《素問·臟氣法時論》作「飧泄」。

寒有熱皆調其三里

○足太陰之脉起於大指之端循指内側白肉際過核骨後上内踝前廉上腨内循胻骨後交出厥陰之前上循膝股内前廉入腹屬脾絡胃上膈俠咽連舌本散舌下其支者復從胃别上膈注心中是動則病舌本強食則嘔（一作吐）胃管痛腹脹善噫得後與氣則快然而衰身體皆重是主脾所生病者舌本痛體不能動揺食不下煩心心下急痛寒瘧溏瘕泄水閉黄疸好卧❶不能食肉唇青❷強立股膝内痛❸厥足大指不用盛者則寸口大三倍於人迎虚者則寸口反小於人迎也足太陰之别名曰公孫去本節後一寸别走陽明其别者入絡腸胃厥氣上逆則霍亂實則腹中切痛虚則鼓脹取之所别

○脾病其色黄體青失溲直視唇反張爪甲青飲食吐逆體重

【校勘】

❶好卧：《靈樞·經脉》作「不能卧」。義勝。

❷不能食肉唇青：《靈樞·經脉》無此六字。

❸痛：《靈樞·經脉》作「腫」。

節痛四肢不舉其脉當浮大而緩今反弦急其色當黄今反青此是木之刻土爲大逆十死不治

胃足陽明經病證第六

○胃病者腹脹胃管當心而痛上支兩脇膈咽不通飲食不下取三里

○飲食不下隔塞不通邪在胃管在上管則抑而刺之在下管則散而去之

○胃脉搏堅而長其色赤當病折髀其耎而散者當病食痹髀痛

○胃中有癖食冷物者痛不能食食熱即能[1]

○胃脹者腹滿胃管痛鼻聞焦臭妨於食大便難

○診得胃脉病形何如曰胃[2]實則脹虚則洩

【校勘】

❶能：廖本作「痛」。可參。

❷胃：《素問·脉要精微論》、《千金要方》卷十《胃腑脉論》「胃」後有「脉」字，與文例合。義勝。

○病先發於胃脹滿五日之腎少腹腰脊痛胫痠三日之膀胱背䐗筋痛小便閉五日上之脾[1]閉塞不通身痛體重靈樞云上之心六日不已死冬夜半後夏日昳六日一作三日

○脉浮而芤浮則為陽芤則為陰浮芤相搏胃氣生熱其陽則絕

○趺陽脉浮者胃氣虚也趺陽脉浮大者此胃家微虚煩圊必日再行芤而有胃氣者脉浮之大而耎微按之芤故知芤而有胃氣也

○趺陽脉數者胃中有熱即消穀引食趺陽脉濇者胃中有寒水穀不化趺陽脉麄麄而浮者其病難治趺陽脉浮遲者故久病趺陽脉虚則遺溺實則失氣

○動作頭痛重熱氣朝者屬胃

○厥氣客於胃則夢飲食

【校勘】

[1]脾：《靈樞·病傳》作「心」。

○足陽明之脉起於鼻交頞中旁約❶太陽之脉下循鼻外入上
齒中還出俠口環脣下交承漿却循頤後下廉出大迎循頰
車上耳前過客主人循髮際至額顱其支者從大迎前下人
迎循喉嚨入缺盆下膈屬胃絡脾其直者從缺盆下乳內廉
下俠臍入氣街中其支者起胃下❷口循腹裏下至氣街中而
合以下髀關抵伏兔下入膝❸臏中下循胻❹外廉下足跗入中
指內間其支者下膝三寸而別以下入中指外間其支者別
跗上入大指間出其端是動則病悽悽❺然振寒善伸數欠顏
黑病至惡人與火聞木音則惕然而驚心動欲獨閉戶牖而
處甚則欲上高而歌棄衣而走賁嚮腹脹是為骭厥是主血
血（一作胃）所生病者狂瘧（一作瘈）温淫汗出鼽衄口喎脣緊頸腫喉
痺大腹水腫膝臏❻痛循膺乳街❼股伏兔骭外廉足跗上皆痛

【校勘】

❶ 約：《靈樞·經脉》作「納」。

❷ 起胃下口：《靈樞·經脉》作「起於胃口」。

❸ 膝：《靈樞·經脉》作「廉」。

❹ 胻：《靈樞·經脉》作「脛」。

❺ 凄凄然：《靈樞·經脉》作「灑灑」。

❻ 痛：《靈樞·經脉》《甲乙經》卷二《十二經脉絡脉支別》「痛」上有「腫」字，可參。

❼ 街：《靈樞·經脉》「街」上有「氣」字。

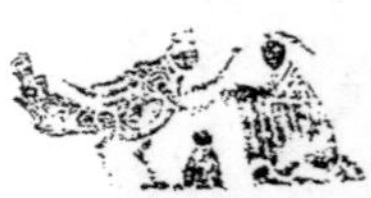

中指不用。氣盛則身以前皆熱，其有餘於胃則消穀善飢，溺色黃。氣不足則身以前皆寒慄，胃中寒則脹滿。盛者則人迎大三倍於寸口；虛者則人迎反小於寸口也。

肺手太陰經病證第七

○肺氣虛則鼻息利❶少氣，實則喘喝胷憑❷仰息。肺氣虛則夢見白物，見人斬血藉藉，得其時則夢見兵戰；肺氣盛則夢恐懼哭泣。厥氣客于肺則夢飛揚，見金鐵之器奇物。

○病在肺，下晡慧，日中甚，夜半靜。

○病先發於肺，喘欬，三日之肝，脇痛支滿；一日之脾，閉塞不通，身痛體重；五日之胃，腹脹。十日不已，死。冬日入，夏日出。

○肺脉搏堅而長，當病唾血；其濡而散者，當病漏❸汗（漏一作灌），至今❹不復散發。

【校勘】

❶ 鼻息利：《靈樞·本神》作「鼻塞不利」。

❷ 憑：《靈樞·本神》作「盈」。義近。

❸ 漏：《素問·脉要精微論》《太素》卷十五《五臟脉診》作「灌」。

❹ 今：《素問·脉要精微論》《太素》卷十五《五臟脉診》作「令」。

○肺脉沉之而數浮之而喘苦洗洗寒熱腹滿腸中熱小便赤肩背痛從腰已上汗出得之房内汗出當風白脉之至也喘而浮大上虛下實驚有積氣在胷中喘而虛名曰肺痺寒熱得之因醉而使内也

○肺中風者口燥而喘身運而重冐而腫脹

○肺中寒者其人吐濁涕

○形寒寒飲則傷肺以其兩寒相感中外皆傷故氣逆而上行

肺傷者其人勞倦則欬唾血其脉細緊浮數皆吐血此爲躁擾嗔怒得之肺傷氣擁所致

○肺脹者虛而滿喘欬逆倚息目如脫狀其脉浮

○肺水者其人身體重而小便難時時大便鴨溏肝乘肺必作虛❶

【校勘】

❶虛：仿宋本、周本「虛」後有「滿」字。當補。

○脉耎而弱，弱反在關，耎反在巔，浮反在上，弱反在下。浮則爲陽，弱則血不足，必弱爲虛。浮弱自別，浮則自出，弱則爲入。浮則爲出不入，此爲有表無裏；弱則爲入不出，此爲無表有裏。陽出極汗，齊腰而還，此爲無表有裏，故名曰厥陽。在當汗出不汗出。

○趺陽脉浮緩，少陽微緊，微爲血虛，緊爲微寒，此爲鼠乳，其病屬肺。

○肺之積，名曰息賁，在右脇下，覆大如杯。久久不愈，病洒洒寒熱，氣逆喘欬，發肺癰。以春甲乙日得之。何也？心病傳肺，肺當傳肝，肝適以春王，王者不受邪，肺復欲還心，心不肯受，因留結爲積，故知息賁以春得之。肺病，其色白，身體俱寒无熱，時時欬，其脉微遲，爲可治。宜服五味子大補肺湯、瀉肺散。春當刺少商，夏刺魚際，皆瀉之；季夏刺太淵，秋刺經渠，冬刺尺澤，皆補之。又當灸膻中百壯，背第三椎二十五壯。

○肺病者，必喘欬逆氣，肩息背痛，汗出，尻陰股膝攣，髀腨胻足皆痛。虛則少氣不能報息，耳聾嗌乾。取其經手太陰、足太陽之外、厥陰內、少陰血者。

○邪在肺，則皮膚痛❶，發寒熱，上氣，氣喘，汗出，欬動肩背。取之膺中外輸，背第三椎之傍，以手痛按之，快然，乃刺之。取之缺盆中以越之。

○手太陰之脉，起於中焦，下絡大腸，還循胃口，上膈屬肺，從肺系橫出腋下，下循臑內，行少陰心主之前，下肘中，後循臂內上骨下廉，入寸口，上魚，循魚際，出大指之端；其支者，從腕後直❷次指內廉，出其端。是動則病肺脹滿，膨膨而喘欬，缺盆中

【校勘】

❶痛：《靈樞·五邪》《甲乙經》卷九《邪在肺五臟六腑受病發咳逆上氣》作「疾」。

❷直：《靈樞·經脉》《甲乙經》卷二《十二經脉絡脉支別》「直」後有「出」字。當補。

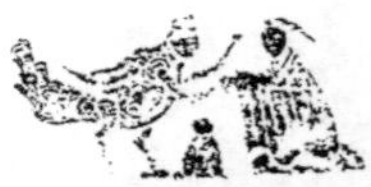

痛甚則交兩手而瞀此爲臂厥是主肺所生病者欬上氣喘喝❶煩心胷滿臑臂內前廉痛掌中熱氣盛有餘則肩背痛風汗出小便數而欠氣虛則肩背痛寒少氣不足以息溺色變卒遺失無度盛者則寸口大三倍於人迎虛者則寸口反小於人迎也

○手太陰之別名曰列缺起於腋下❷一云腕上分間別走陽明其別者並太陰之經直入掌中散入於魚際其實則手兊掌起❸虛則欠欬小便遺數取之去腕一寸半肺病身當有熱欬嗽短氣唾出膿血其脉當短澁今反浮大其色當白而反赤者此是火之刻金爲大逆十死不治

大腸手陽明經病證第八

○大腸病者腸中切痛而鳴濯濯冬日重感于寒則泄當臍而

【校勘】

❶喝：《靈樞·經脉》作「渴」。

❷腋下：《靈樞·經脉》《甲乙經》卷二《十二經脉絡脉支別》作「腕上」。

❸起：《靈樞·經脉》《甲乙經》卷二《十二經脉絡脉支別》作「熱」。爲是，當改。

痛不能久立與胃同候取巨虛上廉腸中雷鳴氣上衝胸喘
不能久立邪在大腸刺肓之原巨虛上廉三里
○大腸有寒鶩溏有熱便腸垢
○大腸有宿食寒慄發熱有時如瘧狀
○大腸脹者腸鳴而痛寒則泄食不化
○厥氣客於大腸則夢田野
○手陽明之脉起於大指次指之端外側循指上廉出合谷兩
骨之間上入兩筋之中循臂上廉上入肘後❶廉循臑外前廉
上肩出髃骨之前廉上出柱骨之會上下入缺盆絡肺下膈
屬大腸其支者從缺盆直入上頸貫頰入下齒縫❷中還出俠
口交人中左之右右之左上俠鼻孔是動則病齒痛頰腫是
主津❸所生病者目黃口乾鼽衄喉痹肩前臑痛大指次指痛

【校勘】
❶後：仿宋本、吳本、楊本、周本等作「外」字。
❷縫：《靈樞·經脉》無。
❸津：《靈樞·經脉》「津」下有「液」字。

不用氣盛有餘則當脉所過者熱腫虛則寒慄不復盛者則人迎大三倍於寸口虛者則人迎反小於寸口也

腎足少陰經病證第九

○腎氣虛則厥逆實則脹滿四肢正黑腎氣虛則夢見舟船溺人得其❶夢伏水中若有畏怖腎氣盛則夢腰脊兩解不相屬厥氣客於腎則夢臨淵沒居水中

○病在腎夜半慧日乘四季甚下晡靜

○病先發於腎少腹腰脊痛胻痠二日之膀胱背膂筋痛小便閉二日上之心心痛三日之小腸脹四日不已死冬大食❷夏晏晡

○腎脉搏堅而長其色黃而赤當病折腰其耎而散者當病少血

【校勘】

❶其：仿宋本、周本「其」後有「時」字。與文例合，當補。

❷大食：仿宋本、周本、《素問·標本病傳論》作「大晨」。形近致誤，當改。《靈樞·病傳》作「早晨」。

○腎脉沈之大而堅浮之大而緊苦手足骨腫厥而陰不興腰脊痛少腹腫心下有水氣時脹閉時泄得之浴水中身未乾而合房內及勞倦發之

○黑脉之至也上堅而大有積氣在少腹與陰名曰腎痺得之沐浴清水而卧

○凡有所用力舉重若入房過度汗出如浴水則傷腎腎脹者腹滿引背央央然腰髀痛

○腎水者其人腹大臍腫腰重痛不得溺陰下濕如牛鼻頭汗其足逆寒大便反堅

○腎著之爲病從腰以下冷腰重如帶五千錢

○腎著之病其人身體重腰中冷如冰狀一作如水洗狀一作如坐水中形如水狀反不渴小便自利食飲如故是其證也病屬下焦從身勞汗

出衣裏冷濕故久久得之

○腎之積名曰奔豚發於少腹上至心下如豚奔走之狀上下無時久久不愈病喘逆骨痿少氣以夏丙丁日得之何也脾病傳腎腎當傳心心適以夏王王者不受邪腎復欲還脾脾不肯受因留結爲積故知奔豚以夏得之水流夜疾何以故師曰土休故流疾而有聲人亦應之人夜卧則脾不動摇脉爲之數疾也

○腎病其色黑其氣虛弱吸吸少氣兩耳若聾腰痛時時失精飲食減少膝以下清其脉沉滑而遲此爲可治宜服内補散建中湯腎氣圓地黄煎春當刺涌泉秋刺伏留冬刺陰谷皆補之夏補之夏刺然谷季夏刺大谿皆瀉之又當灸京門五十壯背第十四椎百壯

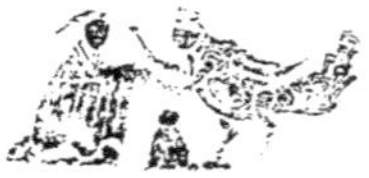

○腎病者必腹大脛腫痛喘欬身重寢汗出憎風虛即胸中痛大腹小腹痛清厥意不樂取其經足少陰太陽血者

○邪在腎則骨痛陰痹陰痹者按之而不得腹脹腰痛大便難肩背頸項強痛時眩取之涌泉崑崙視有血者盡取之

○足少陰之脉起於小指之下斜趣足心出然骨之下循内踝之後別入跟中以上腨内出膕中❶内廉上股内後廉貫脊屬腎絡膀胱其直者從腎上貫肝膈入肺中循喉嚨俠舌本其支者從肺出絡心注胸中是動則病飢而不欲食面黑如炭色（一作地色）欬唾則有血喉鳴而喘坐而欲起目䀮䀮無所見心懸若飢狀氣不足則善恐心惕惕若人將捕之是為骨厥（一作痿厥）是主腎所生病者口熱舌乾咽腫上氣嗌乾及痛煩心心痛黄疸腸澼脊股内後廉痛痿厥嗜臥足下熱而痛灸則強

【校勘】

❶中：《靈樞·經脉》無。義勝。

食而生害❶（一作肉）緩帶被髮大杖重履而步盛者則寸口大再倍於人迎虛者則寸口反小於人迎也

○足少陰之別名曰大鍾當踝後繞跟別走太陽其別者並經上走於心包下貫腰脊其病氣逆則煩悶實則閉癃虛則腰痛取之所別腎病手足逆冷面赤目黃小便不禁骨節煩疼少腹結痛氣衝於心其脉當沉細而滑今反浮大其色當黑而反黃此是土之剋水爲大逆十死不治

膀胱足太陽經病證第十

○膀胱病者少腹偏腫而痛以手按之則欲小便而不得肩上熱若脉陷足小指外側及脛踝後皆熱若脉陷者取委中

○膀胱脹者少腹滿而氣癃

○病先發於膀胱者背膂筋痛小便閉五日之腎少腹❷腰脊痛

【校勘】

❶生害：《靈樞·經脉》《甲乙經》卷二《十二經脉絡脉支別》作「生肉」；《太素》卷八《經脉》作「生食」；《千金要方》卷十九《腎臟脉論》作「生灾」。諸説當以「生肉」爲切。

❷腹：《素問·標本病傳論》《甲乙經》卷六《五臟傳病大論》「腹」後有「腫」字。義勝。

脛痠一日之小腸脹❶一日之脾❷閉塞不通身痛體重二日不已死冬雞鳴夏下晡一云日夕

○厥氣客於膀胱則夢遊行

○足太陽之脉起於目内眥上額交巔上其支者從巔至耳上角其直者從巔入絡腦還出別下項循肩膊❸内俠脊抵腰中入循膂絡腎屬膀胱其支者從腰中下會於後陰下貫臀入膕中其支者從膊内左右別下貫髖一作胂過髀樞循髀外後廉過一本下合膕中以下貫腨内出外踝之後循京骨至小指外側是動則病衝頭痛目似脫項似拔脊痛腰似折髀不可以曲膕如結腨如列是為踝厥是主筋所生病者痔瘧狂顛疾頭腦頂痛目黄淚出鼽衄項背腰尻膕腨脚皆痛小指不用盛者則人迎大再倍於寸口虛者則人迎反小於寸口也

【校勘】

❶脹：《靈樞·病傳》無。

❷脾：《靈樞·病傳》作「心」。

❸膊：《靈樞·經脉》作「髆」。義同。

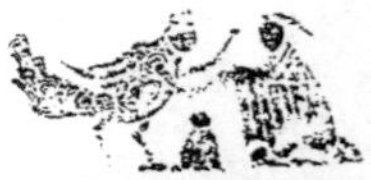

三膲手少陽經病證第十一

○三膲病者，腹脹氣滿，小腹尤堅，不得小便，窘急，溢則爲水留則爲脹，候在足太陽之外大絡，在太陽少陽之間，❶赤見於脉，取委陽。

○少腹病腫，不得小便，邪在三膲，約取太陽大絡，視其結脉與厥陰小絡結而血者，腫上及胃管，取三里。

○三膲脹者，氣滿於皮膚，殼殼然而堅不疼。熱在上膲，因發爲肺痿；熱在中膲，因堅❷；熱在下膲，因溺血。

○手少陽之脉，起於小指次指之端，上出兩指之間，循手表腕，出臂外兩骨之間，上貫肘，循臑外上肩，而交出足少陽之後，入缺盆，交膻中，散絡心包，下膈，徧屬三膲。其支者，從膻中上出缺盆，上項，俠耳後，直上出耳上角，以屈下額至䪼。其支者

【校勘】

❶赤：周本作「亦」。義勝。

❷堅：仿宋本、吴本、周本「堅」上有「腹」字。

從耳後入耳中出走耳前過客主人前交頰至目兊眥是動則病耳聾煇❶煇焞焞嗌腫喉痺是主氣所生病者汗出目兊眥痛頰腫❷耳後肩臑肘臂外皆痛小指次指不用盛者則人迎大一倍於寸口虛者則人迎反小於寸口也

新刊王氏脉經卷第六

【校勘】

❶煇煇：《靈樞·經脉》作「渾渾」，爲是，當改。

❷腫：《靈樞·經脉》作「痛」。

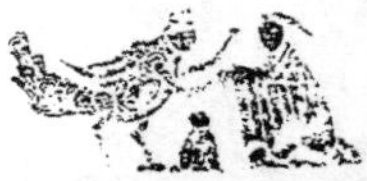

新刊王氏脉經卷第七

朝散大夫守光禄卿直秘閣判登聞檢院上護軍臣林億等類次

熱病五藏氣絶死日證第二十二

熱病至脉死日證第二十三

熱病損脉死日證第二十四

病不可發汗證第一

少陰病脉細沈數病爲在裏不可發其汗

脉浮而緊法當身體疼痛當以汗解假令尺中脉遲者不可發其汗何以知然此爲榮氣不足血微少故也

少陰病脉微（一作濡而微弱）不可發其汗無陽故也

脉濡而弱弱反在關濡反在巔微反在上濇反在下微則陽氣不足濇則無血陽氣反微中風汗出而反躁煩濇則無血厥而且寒陽微發汗躁不得眠

動氣在右不可發汗發汗則衄而渴心苦煩飲即吐水

動氣在左不可發汗發汗則頭眩汗不止筋惕肉瞤

動氣在上不可發汗發汗則氣上衝正在心端

動氣在下不可發汗發汗則無汗心中大煩骨節苦疼目運惡寒食即反吐穀不得前（一云穀不消化）

咽中閉塞不可發汗發汗則吐血氣微絕手足逆冷欲得踡卧不能自温

諸脉數動微弱並不可發汗發汗則大便難腹中乾（一云小便難胞中乾）胃燥而煩其形相象根本異源

脉濡而弱弱反在關濡反在巔弦反在上微反在下弦為陽運微為陰寒上實下虛意欲得温微弦為虛不可發汗發汗則寒慄不能自還欬者則劇數吐涎沫咽中必乾小便不利心中飢煩晬時而發其形似瘧有寒無熱虛而寒慄欬而發

汗踡而苦滿（滿一作心痛）腹中復堅

厥❶不可發汗，發汗則聲亂咽嘶舌萎穀❷不得前

諸逆發汗微者難愈劇者言亂睛眩者死命將難全太陽病得之八九日如瘧狀發熱而惡寒熱多寒少其人不嘔清便續自可一日再三發其脉微而惡寒此爲陰陽俱虛不可復發汗也

太陽病發熱惡寒熱多寒少脉微弱則無陽也不可復發其汗咽乾燥者不可發汗

亡血家不可攻其表汗出則寒慄而振

衄家不可攻其表汗出必額陷脉上促急而緊直視而不能眴不得眠

汗家重發其汗必恍惚心亂小便已陰疼可與禹餘粮圓

【校勘】

❶厥：《傷寒論·辨不可發汗病脉證并治》「厥」後有「脉緊」二字。

❷穀：《傷寒論·辨不可發汗病脉證并治》作「聲」。

淋家不可發汗發其汗必便血

瘡家雖身疼痛不可攻其表汗出則痓（一作痙下同）

冬時發其汗必吐利口中爛生瘡

下利清穀不可攻其表汗出必脹滿

欬而小便利若失小便不可攻其表汗出則厥逆冷汗出多極[1]發其汗亦堅

傷寒一二日至四五日厥者必發熱前厥者後必熱厥深者熱亦深厥微者熱亦微厥應下之而反發其汗必口傷爛赤

病人脉數數為有熱當消穀引食反吐者醫發其汗陽微膈氣虛脉則為數數為客陽不能消穀胃中虛冷故令吐也

傷寒四五日其脉沉煩而喘滿脉沉者病為在裏反發其汗津液越出大便為難表虛裏實久則譫語

【校勘】

❶極：仿宋本、吳本、周本作「堅」。

傷寒頭痛翕翕發熱形象中風常微汗出又自嘔者下之益煩心懊憹如飢發汗則致痓身強難以屈伸熏之則發黃不得小便久則發欬唾

太陽病發其汗因致痓

傷寒脉弦細頭痛而反發熱此屬少陽少陽不可發其汗

太陽與少陽併病頭項強痛或眩冒時如結胸心下痞堅者不可發其汗

少陰病欬而下利譫語者此被火氣劫故也小便必難以強責少陰汗也

少陰病但厥無汗而強發之必動其血未知從何道出或從口鼻或從目出一作耳目者是爲下厥上竭爲難治

傷寒有五皆熱病之類也同病異名同脉異經病雖俱傷於

風其人自有痼疾則不得同法其人素傷於風因復傷於熱風熱相薄則發風溫四肢不收頭痛身熱常汗出不解治在少陰厥陰不可發汗汗出譫言獨語內煩躁擾不得臥善驚目亂無精治之復發其汗如此者醫殺之也

傷寒濕溫其人常傷於濕因而中暍濕熱相薄則發濕溫病苦兩脛逆冷腹滿叉胸頭目痛苦妄言治在足太陰不可發汗汗出必不能言耳聾不知痛所在身青面色變名曰重暍如此者死醫殺之也右二首出醫律

病可發汗證第二

大法春夏宜發汗

凡發汗欲令手足皆周至漐漐一時間益佳但不欲如水流離若病不解當重發汗汗多則亡陽陽虛不得重發汗也

凡服湯藥發汗中病便止不必盡劑也

凡云可發汗而無湯者圓散亦可用要以汗出爲解然不如湯隨證良

太陽病外證未解其脉浮弱當以汗解宜桂枝湯

太陽病脉浮而數者可發其汗屬桂枝湯證

陽明病脉遅汗出多微惡寒表爲未解可發其汗屬桂枝湯

夫病脉浮大問病者言但❶堅耳設利者爲虚大逆堅爲實汗出而解何以故脉浮當以汗解

傷寒其脉不弦緊而弱弱者必渴被火必讝語弱者發熱脉浮解之當汗出愈

病者煩熱汗出即解復如瘧狀日晡所發熱此屬陽明脉浮虚者當發其汗屬桂枝湯證

【校勘】

❶堅：仿宋本、周本「堅」上有「便」字。爲是，當補。

病常自汗出此爲榮氣和榮氣和而外不解此衛不和也榮行脉中爲陰主内衛行脉外爲陽主外復發其汗衛和則愈屬桂枝湯證

病人藏無他病時發熱自汗出而不愈此衛氣不和也先其時發汗即愈屬桂枝湯證

脉浮而緊浮則爲風緊則爲寒風則傷衛寒則傷榮榮衛俱病骨節煩疼可發其汗宜麻黄湯

太陽病不解熱結膀胱其人如强❶血必自下下者即愈其外未解者尚未可攻當先解其外屬桂枝湯證

太陽病下之微喘者表未解故也屬桂枝加厚朴杏子湯證

傷寒脉浮緊不發其汗因致衄屬麻黄湯證

陽明病脉浮無汗其人必喘發其汗則愈屬麻黄湯證

【校勘】

❶强：仿宋本、周本、《傷寒論·辨太陽病脉證并治》作「狂」。爲是，當改。

太陰病脉浮者可發其汗屬桂枝湯證

太陽病脉浮緊無汗而發熱其身疼痛八九日不解表候續在此當發其汗服湯微除發煩目瞑劇者必衄衄乃解所以然者陽氣重故也屬麻黄湯證

脉浮者病在表可發其汗屬桂枝湯證一云麻黄湯

傷寒不大便六七日頭痛有熱與承氣湯其大便反青一作小便清者此爲不在裏故在表也當發其汗頭痛者必衄屬桂枝湯證

下利後身體疼痛清便自調急當救表宜桂枝湯

太陽病頭痛發熱汗出惡風若惡寒屬桂枝湯證

太陽中風陽浮而陰濡弱浮者熱自發濡弱者汗自出嗇嗇惡寒淅淅惡風翕翕發熱鼻鳴乾嘔屬桂枝湯證

太陽病發熱汗出此爲榮弱衛強故使汗出欲救邪風屬桂

枝湯證

太陽病下之氣上衝可與桂枝湯不衝不可與之

太陽病初服桂枝湯而反煩不解者法當先刺風池風府却與桂枝湯則愈

燒針令其汗針處被寒核起而赤者必發賁豚氣從少腹上衝心者灸其核上一壯與桂枝加桂湯

太陽病項背強几几反汗出惡風屬桂枝加葛根湯

太陽病項背強几几無汗惡風屬葛根湯

太陽與陽明合病而自利不嘔者屬葛根湯證

太陽與陽明合病不下利但嘔屬葛根加半夏湯

太陽病桂枝證醫反下之遂利不止其脉促者表未解喘而汗出屬葛根黃芩黃連湯

太陽病頭痛發熱身體疼腰痛骨節疼痛惡風無汗而喘屬麻黄湯證

太陽與陽明合病喘而胷滿不可下也屬麻黄湯證

太陽中風脉浮緊發熱惡寒身體疼痛不汗出而煩躁頭痛屬大青龍湯脉微弱汗出惡風不可服之服之則厥筋惕肉瞤此爲逆也

傷寒脉浮緩其身不疼但重乍有輕時無少陰證者大青龍湯發之

傷寒表不解心下有水氣乾嘔發熱而欬或渴或利或噎或小便不利小腹滿或微喘屬小青龍湯

傷寒心下有水氣欬而微喘發熱不渴服湯已而渴者此寒去欲爲解屬小青龍湯證

陽明中風，脉弦浮大而短氣，腹都[1]滿，脇下及心痛，久按之氣不通（一作按之不痛），鼻乾不得汗，嗜卧，一身及目悉黄，小便難，有潮熱，時時噦，耳前後腫，刺之小差，外不解，病過十日，脉續浮，與小柴胡湯；但浮無餘證，與麻黄湯；不溺，腹滿加噦，不治。

太陽病十日以去，脉浮細，嗜卧，此爲外解；設胷滿脇痛，與小柴胡湯；脉浮者，屬麻黄湯證。

中風往來寒熱，傷寒五六日以後，胷脇苦滿，嘿嘿不欲飲食，煩心喜嘔，或胷中煩而不嘔，或渴，或腹中痛，或脇下痞堅，或心中悸，小便不利，或不渴，外有微熱，或欬者，屬小柴胡湯。

傷寒四五日，身體熱，惡風，頸項強，脇下滿，手足温而渴，屬小柴胡湯證。

傷寒六七日，發熱，微惡寒，支節煩疼，微嘔，心下支結，外證未

【校勘】

[1] 都：《傷寒論·辨陽明病脉證并治》作「部」，爲是。形近致誤，當改。

去者屬柴胡桂枝湯

少陰病得之二三日麻黄附子甘草湯微發汗以二三日無❶證故微發汗也

脉浮小便不利微熱消渴與五苓散利小便發汗

病發汗以後證第三

二陽併病太陽初得病時發其汗汗先出復不徹因轉屬陽明續自微汗出不惡寒若太陽證不罷不可下下之爲逆如此者可小發其汗設面色緣緣正赤者陽氣怫鬱在表當解之熏之若發汗不大徹不足言陽氣怫鬱不得越當汗而不汗其人躁煩不知痛處乍在腹中乍在四肢按之不可得其人短氣但坐汗出而不徹故也更發其汗即愈何以知其汗不徹脉濇故以知之

【校勘】

❶ 證：黄本、周本「證」上有「裏」字。爲是，當補。

未持脉時病人叉手自冒之❶師因教試令欬而不即欬者此必兩耳無所聞也所以然者重發其汗虛故也

發汗後飲水多者必喘以水灌之亦喘

發汗後水藥不得入口爲逆若更發其汗必吐下不止

陽明病本自汗出醫復重發其汗病已差其人微煩不了了此大便堅也以亡津液胃中乾燥故令其堅當問小便日幾行若本日三四行今日再行者必知大便不久出今爲小便數少津液當還入胃中故知必當大便也

發汗多又復發其汗此爲亡陽若譫語脉短者死脉自和者不死

傷寒發其汗身目爲黃所以然者寒濕相搏在裏不觧故也

病人有寒復發其汗胃中冷必吐蚘

【校勘】

❶之：仿宋本、吴本、周本、《傷寒論·辨發汗後病脉證并治》作「心」，爲是。形近致誤，當改。

太陽病發其汗遂漏而不止其人惡風小便難四肢微急難以屈伸屬桂枝加附子湯

服桂枝湯大汗出若脉但洪大與桂枝湯若其形如瘧一日再三發汗出便解屬桂枝二麻黄一湯

服桂枝湯大汗出大煩渴不解若脉洪大屬白虎湯

傷寒脉浮自汗出小便數頻復（仲景頻復字作心煩）微惡寒而脚攣急反與桂枝欲攻其表得之便厥咽乾煩躁吐逆當作甘草乾薑湯以復其陽厥愈足溫更作芍藥甘草湯與之其脚即仲[1]而胃氣不和譫語可與承氣湯重發其汗復加燒針者屬四逆湯

傷寒發汗已解半日許復煩其脉浮數可復發其汗屬桂枝湯證

【校勘】

[1] 仲：仿宋本、周本、《傷寒論·辨發汗後病脉證并治》作「伸」，爲是。形近致誤，當改。

發汗後身體疼痛其脉沉遲屬桂枝加芍藥生薑人參湯

發汗後不可更行桂枝湯汗出而喘無大熱可以麻黄杏子甘草石膏湯

發汗過多已後其人叉手自冒心心下悸而欲得按之屬桂枝甘草湯

發汗後其人臍下悸欲作賁豚屬茯苓桂枝甘草大棗湯

發汗後腹脹滿屬厚朴生薑半夏甘草人參湯

發其汗不解而反惡寒者虚故也屬芍藥甘草附子湯不惡寒但熱者實也當和其胃氣宜小承氣湯

太陽病發汗若大汗出胃中燥煩不得眠其人欲飲水當稍飲之令胃中和則愈

發汗已脉浮而數復煩渴者屬五苓散

傷寒汗出而渴屬五苓散證不渴屬茯苓甘草湯

太陽病發其汗汗出不解其人發熱心下悸頭眩身瞤而動振振欲擗地屬真武湯

傷寒汗出解之後胃中不和心下痞堅乾噫食臭脇下有水氣腹中雷鳴而利屬生薑瀉心湯

傷寒發熱汗出不解後心中痞堅嘔而下利屬大柴胡湯

太陽病三日發其汗不解蒸蒸發熱者屬於胃也屬承氣湯

大汗出熱不去內拘急四肢疼下利厥逆而惡寒屬四逆湯

發汗多亡陽譫語者不可下與柴胡桂枝湯和其榮衛以通津液後自愈

病不可吐證第四

太陽病當惡寒而發熱今自汗出反不惡寒發熱關上脉細

而數此醫吐之過也。若得病一日二日吐之，腹中飢，口不能食；三日四日吐之，不喜糜粥，欲食冷食，朝食暮吐，此醫吐之所致也，此爲小逆。

太陽病吐之者，但太陽病當惡寒，今反不惡寒，不欲近衣，此爲吐之内煩也。

少陰病，飲食入則吐，心中溫溫欲吐，復不能吐，始得之，手足寒，脉弦遲，此胷中實，不可下❶；若膈上有寒飲，乾嘔者，不可吐，當溫之。

諸四逆厥者，不可吐之，虛家亦然。

病可吐證第五

大法，春宜吐。

凡服湯吐，中病便止，不必盡劑也。

【校勘】

❶下：《傷寒論·辨厥陰病脉證并治》「下」後有「當吐之」三字。可參。

病如桂枝證其頭不痛項不強寸口脉微細胸中痞堅氣上
撞咽喉不得息此爲胸有寒當吐之
病胸上諸實胸中鬱鬱而痛不能食欲使人按之而反有濁❶
唾下利日十餘行其脉反遲寸口微滑此可吐之吐之利即止
少陰病飲食入則吐心中溫溫欲吐復不能吐當遂吐之宿
食在上管當吐之
病者手足厥冷脉乍緊邪結在胸中心下滿而煩飢不能食
病在胸中當吐之

病不可下證第六

脉濡而弱弱反在關濡反在巔微反在上濇反在下微則陽
氣不足濇則無血陽氣反微中風汗出而反躁煩濇則無血
厥而且寒陽微不可下下之則心下痞堅

【校勘】

❶濁：《傷寒論·辨可吐病脉證并治》作「涎」。

動氣在右不可下下之則津液內竭咽燥鼻乾頭眩心悸
動氣在左不可下下之則腹裏拘急食不下動氣反劇身雖
有熱卧❶反欲踡
動氣在上不可下下之則掌握熱煩身浮冷熱汗自泄欲水
自灌
動氣在下不可下下之則腹滿卒起頭眩食則下清穀心下
痞堅
咽中閉塞不可下下之則上輕下重水漿不下卧則欲踡身
體急痛復下利日十數行
諸外實不可下下之則發微熱亡脉則厥當臍握❷熱
諸虛不可下下之則渴引水者易愈惡水者劇
脉濡而弱弱反在關濡反在巔弦反在上微反在下弦爲陽

【校勘】

❶反：仿宋本作「則」。於義較明。

❷握：仿宋本、吴本、周本作「發」。

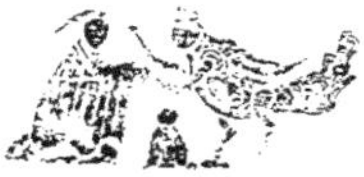

遲微爲陰寒上實下虛意欲得溫微弦爲虛虛者不可下微
則爲欬欬則吐涎沫下之欬則止而利不休胷中如蟲齧粥
入則出小便不利兩脅拘急喘息爲難頸背相牽臂則不仁
極寒反汗出軀冷若冰眼睛不慧語言不休穀氣多入則爲
除中口雖欲言舌不得前

脈濡而弱弱反在關濡反在巔浮反在上數反在下浮則爲
陽虛數則爲無血浮則爲虛數則生熱浮則爲虛自汗而惡
寒數則爲痛振而寒慄微弱在關胷下爲急喘汗[1]不得呼吸
呼吸之中痛在於脅振寒相搏其形如瘧醫反下之令脈急
數發熱狂走見鬼心下爲痞小便淋瀝少腹甚堅小便血也[2]

脈濡而緊濡則陽氣微緊則榮中寒陽微衛中風發熱而惡
寒榮緊胃氣冷微嘔心內煩醫以爲大熱解肌而發汗亡陽

【校勘】

❶喘汗：仿宋本、吴本、楊本、朱本、張本作「喘滿汗流」。

❷也：周本作「出」。

虚煩躁心下苦痞堅表裏俱虚竭卒起而頭眩客熱在皮膚悵快不得眠不知胃氣冷緊寒在關元技巧無所施汲水灌其身客熱應時罷慄慄而振寒重被而覆之汗出而冒巔體惕而又振小便為微難寒氣因水發清穀不容間嘔變反腸出顛倒不得安手足為微逆身冷而内煩遲欲從後救安可復追還

脉浮而大浮為氣實大為血虚血虚為無陰孤陽獨下陰部小便難❶胞中虚今反小便利而大汗出法衛家當微今反更實津液四射榮竭血盡干❷煩不眠血薄肉消而成暴液醫復以毒藥攻其胃此為重虚客陽去有期必下如汚泥而死

趺陽脉遲而緩胃氣如經趺陽脉浮而數浮則傷胃數則動脾此非本病醫特下之所為也榮衛内陷其數先微脉反但

【校勘】

❶難：《傷寒論·辨不可下病脉證并治》「難」上有「當赤而」三字。可參。

❷干：周本作「虚」。

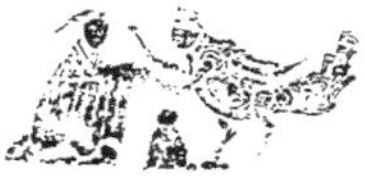

浮其人必堅❶氣噫而除。何以言之？脾脉本緩，今數，脉動脾，其數先微，故知脾氣不治，大便堅，氣噫而除。今脉反浮，其數改微，邪氣獨留，心中則飢，邪熱❷不殺穀，潮熱發渴，數脉當遲緩，脉因前後度數如前仲景前字作法，病者則飢。數脉不時，則生惡瘡。

脉數者，久數不止，止則邪結，正氣不能復，正氣却結於藏，故邪氣浮之，與皮毛相得。脉數者，不可下，下之必煩，利不止。

少陰病，脉微，不可發其汗，無陽故也。陽已虚，尺中弱濇者，復不可下之。

脉浮大，應發其汗，醫反下之，此爲大逆。

脉浮而大，心下反堅，有熱屬藏，攻之，不全❸微汗；屬府❹，溲數則堅，汗多即愈，汗少便難，脉遲，尚未可攻。

二陽併病，太陽初得病時，發其汗，汗先出，復不徹，因轉屬陽

【校勘】

❶堅：《傷寒論·辨脉法》作「鞕」，「鞕」上有「大便」二字。堅、鞕，義近。

❷不：周本無。

❸全：錢本、黄本、周本作「令」。

❹府：周本「府」後有「不令溲數」四字。爲是，當補。

明欲自汗出不惡寒者太陽證不罷不可下下之爲逆

結胸證其脉浮大不可下下之即死

太陽與陽明合病喘而胸滿不可下之

太陽與少陽併病心下痞堅頸項強而眩勿下之

諸四逆厥者不可下之虛家亦然

病欲吐者不可下之

太陽病有外證未解不可下下之爲逆

病發於陽而反下之熱入因作結胸發於陰而反下之因作痞痞脉浮堅❶而下之緊反入裏因作痞

夫病陽多者熱下之則堅

本虛攻其熱必噦

無陽陰強而堅下之必清穀而腹滿

【校勘】

❶堅：錢本、周本作「緊」。

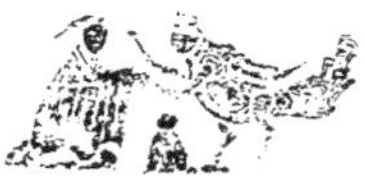

太陰之爲病腹滿而吐食不下下之益甚腹時自痛胷下結
堅

厥陰之爲病消渴氣上撞心中疼熱飢而不欲食甚者則欲
吐下之不肯止

少陰病其人飲食入則吐心中温温欲吐復不能吐始得之
手足寒脉弦遟此胷中實不可下也

傷寒五六日不結胷腹濡脉虛復厥者不可下下之亡血死

傷寒發熱但頭痛微汗出發其汗則不識人熏之則喘不得
小便心腹滿下之則短氣而腹滿小便難頭痛背強加温針
則必衂

傷寒其脉陰陽俱緊惡寒發熱則脉欲厥厥者脉初來大漸
漸小更來漸大是其候也惡寒甚者翕翕汗出喉中痛熱多

者目赤睛不慧醫復發之咽中則傷若復下之則兩目閉寒多清穀❶熱多便膿血熏之則發黃熨之則咽燥小便利者可救難者必危殆

傷寒發熱口中勃勃氣出頭痛目黃衄不可制貪水者必嘔惡水者厥下之咽中生瘡假令手足溫者下重便膿血頭痛目黃者下之目閉貪水者下之其脉必厥其聲嚶咽喉塞發其汗則戰慄陰陽俱虛惡水者下之裏冷不嗜食大便完穀出發其汗口中傷舌上胎滑煩躁脉數實不大便六七日後必便血復發其汗小便即自利

得病二三者脉弱無太陽柴胡證而煩躁心下堅至四❷日雖能食以承氣湯少與微和之令小安至六日與承氣湯一升不大便六七日小便少者雖不大便但頭堅後溏未定成其

【校勘】

❶清穀：《傷寒論·辨不可下病脉證并治》「清穀」上有「便」字。義勝。

❷四：吳本、周本「四」下有「五」字。

堅攻之必溏當須小便利定堅乃可攻之

藏結無陽證寒而不熱傷寒論云不往來寒熱其人反靜舌上胎滑者不可攻也

傷寒嘔多雖有陽明證不可攻之

陽明病潮熱微堅❶可與承氣湯❷不堅不可與若不大便六七日恐有燥屎欲知之法可少與小承氣湯腹中轉失氣者此爲有燥屎乃可攻之若不轉失氣者此但頭堅後溏不可攻之攻之必腹滿不能食欲飲水者即噦其後發熱者必復堅以小承氣湯和之若不轉失氣者慎不可攻之

陽明病身合❸色赤者不可攻也必發熱色黃者小便不利也

陽明病當心下堅滿不可攻之攻之遂利不止者死止者愈

陽明病自汗出若發其汗小便自利此爲内竭❹雖堅不可攻

【校勘】

❶微堅：《傷寒論·辨不可下病脉證并治》作「微硬」，「微」上有「大便」二字。可參。

❷承氣湯：《傷寒論·辨不可下病脉證并治》作「大承氣湯」。

❸合：吴本、周本作「汗」；黄本作「冷」。

❹内竭：《傷寒論·辨不可下病脉證并治》「内竭」上有「津液」二字。

之當須自欲大便，宜蜜煎導而通之，若土瓜根及猪膽汁皆可以導。

下利，其脉浮[1]大，此爲虚，以強下之故也。設脉浮革，因爾腸鳴，屬當歸四逆湯。

病可下證第七

大法，秋宜下。

凡可下者，以湯勝圓散，中病便止，不必盡三服。

陽明病，發熱汗多者，急下之，屬大柴胡湯。

少陰病，得之二三日，口燥咽乾者，急下之，屬承氣湯。

少陰病，六七日，腹滿不大便者，急下之，屬承氣湯證。

少陰病，下利清水，色青者，心下必痛，口乾燥者，可下之，屬大柴胡湯、承氣湯證。

【校勘】

[1] 浮：《傷寒論·辨不可下病脉證并治》無。

下利三部脉皆平按其心下堅者可❶下之屬承氣湯證

陽明與少陽合病而利❷脉不負者為順負者失也互相剋賊

為負

滑而數者有宿食當下之屬大柴胡承氣湯證

傷寒後脉沈沈為內實（上函一云脉沈實沈實者下之）下之解屬大柴胡湯證

傷寒六七日目中不了了睛不和無表裏證大便難微熱者

此為實急下之屬大柴胡湯承氣湯證

太陽病未解其脉陰陽俱沈❸必先振❹汗出解但陽微者先汗

之而解但陰微者先下之而解屬大柴胡湯證（陰微一作尺實）

脉雙弦遲心下堅脉大而緊者陽中有陰可下之屬承氣湯證

結胸者項亦強如柔痙狀下之即和

病者無表裏證發熱七八日雖脉浮數可下之屬大柴胡湯證

【校勘】

❶ 可：《傷寒論·辨可下病脉證并治》作「急」。

❷ 而利：《傷寒論·辨可下病脉證并治》作「必下利」。

❸ 沉：仿宋本、吴本、楊本、周本、《傷寒論·辨可下病脉證并治》作「停」，謂脉來均勻和緩。

❹ 振：《傷寒論·辨可下病脉證并治》「振」後有「栗」字。義勝。

太陽病六七日表證續在其脉微沉反不結胷其人發狂此熱在下膲少腹當堅而滿小便自利者下血乃愈所以然者以太陽隨經瘀熱在裏故也屬抵當湯

太陽病身黄其脉沉結少腹堅❶小便不利爲無血小便自利其人如狂者血證諦屬抵當湯證

傷寒有熱而少腹滿應小便不利今反利者此爲血當下之屬抵當圓證

陽明病發熱而汗出此爲熱越不能發黄但頭汗出其身無有❷齊頸而還小便不利渴引水漿此爲瘀熱在裏身必發黄屬茵蔯蒿湯

陽明證其人喜忘必有畜血所以然者本有久瘀血故令喜忘雖堅大便必黒屬抵當湯證汗出而譫語者有燥屎在胃

【校勘】

❶堅：《傷寒論·辨可下病脉證并治》作「硬滿」。

❷有：《傷寒論·辨可下病脉證并治》作「汗」。爲是，當改。

中此風也過經乃可下之下之若早語言亂以表虛裏實故也下之則愈屬大柴胡湯承氣湯證

病者煩熱汗出即解復如瘧狀日脯❶所發❷者屬陽明脉實者當下之屬大柴胡湯承氣湯證

陽明病譫語有潮熱而反不能食者必❸有燥屎五六枚若能食者但堅耳屬承氣湯證

太陽中風下利嘔逆表解乃可攻之其人漐漐汗出發作有時頭痛心下痞堅滿引腰❹下痛嘔則❺短氣汗出不惡寒此爲表解裏未和屬十棗湯

太陽病不解熱結膀胱其人如狂血自下下之即愈其外未解尚未可攻當先解外外解小腹急結者乃可攻之屬桃人承氣湯

【校勘】

❶ 脯：《傷寒論·辨陽明病脉證并治》作「晡」。形近致誤，當改。

❷ 發：《傷寒論·辨陽明病脉證并治》「發」後有「熱」字。義勝。

❸ 必：《傷寒論·辨可下病脉證并治》作「胃中」。可參。

❹ 腰：仿宋本、吴本、周本、《傷寒論·辨可下病脉證并治》作「脇」。形近致誤，當改。

❺ 嘔則：《傷寒論·辨可下病脉證并治》作「干嘔」。

傷寒七八日，身黄如橘，小便不利，少腹微滿，屬茵蔯蒿湯證。

傷寒十餘日，熱結在裏，復往來寒熱，屬大柴胡湯證。但結胸無大熱，此爲水結在胸脇，頭微汗出，與大陷胸湯。

傷寒六七日，結胸熱實，其脉沉緊，心下痛，按之如石堅，與大陷胸湯。

陽明病，其人汗多，津液外出，胃中燥，大便必堅，堅者則譫語，屬承氣湯❶證。

陽明病，不吐下而心煩者，可與承氣湯。

陽明病，其脉遲，雖汗出而不惡寒，其體（一本作人）必重，短氣，腹滿而喘，有潮熱，如此者，其外爲解，可攻其裏。若手足濈然汗出者，此大便已堅，屬承氣湯。其熱不潮，未可與承氣湯。若腹滿大而不大便者，屬小承氣湯，微和胃氣，勿令至大下。

【校勘】

❶承氣湯：《傷寒論·辨可下病脉證并治》作「調胃承氣湯」。

陽明病譫語發潮熱其脉滑疾如此者屬承氣湯❶因與承氣湯一升腹中轉失氣者復與一升如不轉失氣者勿更與之明日又不大便脉反微澀者此爲裏虛爲難治不可更與承氣湯

二陽併病太陽證罷但發潮熱手足漐汗出大便難而譫語者下之愈宜承氣湯❶證

病人小便不利大便乍難乍易時有微熱喘冒不能卧者有燥屎也屬承氣湯❷證

病發汗吐下以後證第八

師曰病人脉微而澀者此爲醫所病也大發其汗又數大下之其人亡血病當惡寒而發熱無休止時夏月盛熱而與仲景作欲著複衣冬月盛寒而與仲景作欲裸其體所以然者陽微即惡

【校勘】

❶承氣湯：《傷寒論·辨可下病脉證并治》作「小承氣湯」。

❷承氣湯：《傷寒論·辨可下病脉證并治》作「大承氣湯」。

寒陰弱即發熱故（仲景作醫）發其汗使陽氣微又大下之令陰氣弱五月之時陽氣在表胃中虛冷以陽氣內微不能勝冷故與（仲景作欲）著複衣十一月之時陽氣在裏胃中煩熱以陰氣內弱不能勝熱故與（仲景作欲）裸其體又陰脉遲澀故知亡血

太陽病三日已發其汗吐下溫針而不解此為壞病桂枝復不中與也觀其脉證知犯何逆隨證而治之

脉❶浮數法當汗出而愈而下之則身體重心悸不可發其汗當自汗出而解所以然者尺中脉浮此裏虛須表裏實津液和即自汗出愈

凡病若發汗若吐若下若亡血無津液而陰陽自和者必自愈

大下後發汗其人小便不利此亡津液勿治其小便利必自愈

下以後復發其汗必振寒又其脉微細所以然者內外俱虛

【校勘】

❶浮：仿宋本、吴本、周本作「微」。

故也

太陽病先下而不愈因復發其汗表裏俱虛其人因冒冒家當汗出自愈所以然者汗出表和故也表和然後下之

得病六七日脉遲浮弱惡風寒手足溫醫再三下之不能多❶（多一作食）其人脇下滿❷面目及身黃頸項强小便難與柴胡湯後必下重本❸渴飲水而嘔柴胡湯復不中與也食穀者噦

太陽病二三日終不能臥但欲起者心下必結其脉微弱者此本寒也而反下之利止者必結胸未止者四五日復重下之此挾熱利也

太陽病下之其脉促不結胸者此爲欲解其脉浮者必結胸其脉緊者必咽痛其脉弦者必兩脇拘急其脉細而數者頭痛未止其脉沈而緊者必欲嘔其脉沈而滑者挾熱利其脉

【校勘】

❶ 多：據原書注、《傷寒論·辨發汗吐下後病脉證并治》，「多」爲「食」字之誤。

❷ 滿：《傷寒論·辨發汗吐下後病脉證并治》「滿」後有「痛」字。

❸ 本：黃本、周本作「大」。

浮而滑者必下血

太陽少陽并病而反下之成結胷心下堅下利不復止水漿不肯下其人必心煩

脉浮緊而❶下之緊反入裏則作痞按之自濡但氣痞耳

傷寒吐下❷發汗虚煩脉甚微八九日心下痞堅脇下痛氣上衝咽喉眩冒經脉動惕者久而成痿

陽明病不❸能食下之不觧其人不能食攻其熱必噦所以然者胃中虚冷故也

陽明病脉遲食難用飽飽即發❹煩頭眩者必小便難此欲作穀疸雖下之其腹滿如故耳所以然者脉遲故也

太陽病寸緩關浮尺弱其人發熱而汗出復惡寒不嘔但心下痞者此爲醫下之也

【校勘】

❶而：《傷寒論·辨發汗吐下後病脉證并治》「而」後有「復」字。

❷下：《傷寒論·辨太陽脉證并治》「下」後有「後」字。

❸不：《傷寒論·辨發汗吐下後病脉證并治》無。

❹發：《傷寒論·辨陽明病脉證并治》作「微」。

傷寒大吐大下之極虛復極汗者其人外氣怫鬱復與之水以發其汗因得噦所以然者胃中寒冷故也

吐下發汗後其人脉平而小煩者以新虛不勝穀氣故也

太陽病醫發其汗遂發熱而惡寒復下之則心下痞此表裏俱虛陰陽氣併竭無陽則陰獨復加火針因而煩面色青黄膚瞤如此者爲難治今色微黄手足温者易愈

服桂枝湯下之頭項強痛翕翕發熱無汗心下滿微痛小便不利屬桂枝去桂加茯苓术❶湯

太陽病先發其汗不解而下之其脉浮者不愈浮爲在外而反下之故令不愈今脉浮故在外當解其外則愈屬桂枝湯

下以後復發其汗者則晝日煩躁不眠夜而安靜不嘔不渴而無表證其脉沉微身無大熱屬乾姜附子湯

【校勘】

❶术：《傷寒論·辨太陽脉證并治》作「白术」。

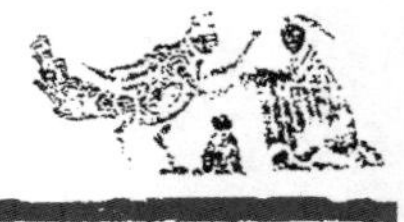

傷寒吐下發汗❶後心下逆滿氣上撞胷起即頭眩其脉沉緊
發汗即動經身爲振摇屬茯苓桂枝术甘草湯
發汗吐❷下以後不觧煩躁屬茯苓四逆湯
傷寒發汗吐下後虚煩不得眠劇者反覆顛倒心中懊憹屬
梔子湯❸若少氣梔子甘草湯❹若嘔梔子生姜❺湯若腹滿者梔
子厚朴湯
發汗若下之煩熱胷中塞者屬梔子湯證
太陽病過經十餘日心下温温欲吐而胷中痛大便反溏其
腹微滿鬱鬱微煩先時自極吐下者與承氣湯❻不尒者不可
與欲嘔胷中痛微溏此非柴胡湯證以嘔故知極吐下也
太陽病重發其汗而復下之不大便五六日舌上燥而渴日
晡所小有潮熱從心下至少腹堅滿而痛不可近屬大陷胷湯

【校勘】

❶ 發汗：《傷寒論·辨發汗吐下後病脉證并治》無此二字。

❷ 吐：《傷寒論·辨發汗吐下後病脉證并治》作「若」。

❸ 梔子湯：《傷寒論·辨發汗吐下後病脉證并治》作「梔子豉湯」。

❹ 梔子甘草湯：《傷寒論·辨發汗吐下後病脉證并治》作「梔子甘草豉湯」。

❺ 梔子生姜（薑）湯：《傷寒論·辨發汗吐下後病脉證并治》作「梔子生薑豉湯」。

❻ 承氣湯：《傷寒論·辨發汗吐下後病脉證并治》作「調胃承氣湯」。

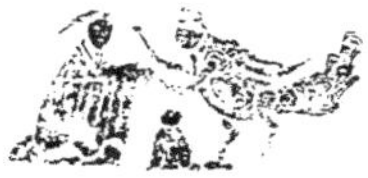

傷寒五六日，其人已發汗而復下之，胷脇滿微結，小便不利，渴而不嘔，但頭汗出，往來寒熱，心煩，此爲未解，屬柴胡桂枝乾姜湯。

○傷寒汗出，若吐下，解後心下痞堅，噫氣不除者，屬旋❶代赭湯。

○大下已後，不可更行桂枝湯，汗出而喘，无大熱，可以麻黄杏仁甘草石膏湯。

○傷寒大下后，復發其汗，心下痞，惡寒者，表未解也，不可攻其痞，當先解表，表解乃攻其痞。解表屬桂枝湯，攻痞屬大黄黄連瀉心湯。

傷寒吐下後，七八日不解，熱結在裏，表裏俱熱，時時惡風，大渴，舌上乾燥而煩，欲飲水數升，屬白虎湯❷。

傷寒吐下後，未解，不大便五六日，至十餘日，其人日晡所發

【校勘】

❶旋：仿宋本、吴本、周本、《傷寒論·辨發汗吐下後病脉證并治》「旋」後有「覆」字。爲是，當補。

❷白虎湯：《傷寒論·辨發汗吐下後病脉證并治》作「白虎加人參湯」。

潮熱不惡寒獨語如見鬼神之狀若劇者發則不識人循衣妄撮怵惕不安微喘直視脉弦者生澁者死微者但發熱譫語屬承氣湯若下者勿復服

三陽合病腹滿身重難以轉側口不仁面垢譫語遺溺發汗則譫語下之則額上生汗手足厥冷自汗屬白虎湯證

陽明病其脉浮緊咽乾口苦腹滿而喘發熱汗出而不惡寒反偏惡熱其身躰重發其汗即躁心憒憒而反譫語加溫針必怵惕又煩躁不得眠下之即胃中空虚客氣動膈心中懊憹舌上胎者屬梔子湯證

陽明病下之其外有熱手足溫不結胸心中懊憹若飢不能食但頭汗出屬梔子湯證

陽明病下之心中懊憹而煩胃中有燥屎者可攻其人腹微

滿頭堅後溏者不可下之有燥屎者屬承氣湯證❶

太陽病吐下發汗後微煩小便數大便因堅可與小承氣湯和之則愈

大汗若大下而厥冷者屬四逆湯證

太陽病下之其脉促胷滿者屬桂枝去芍藥湯若微寒屬桂枝去芍藥加附子湯

傷寒五六日大下之身熱不去心中結痛者未欲解也屬梔子湯證❷

傷寒下後煩而腹滿卧起不安屬梔子厚朴湯

傷寒醫以丸藥大下之身熱不去微煩屬梔子乾姜湯

傷寒醫下之續得下利清穀不止身躰疼痛急當救裏身躰疼痛清便自調急當救表救裏宜四逆湯救表宜桂枝湯

【校勘】

❶承氣湯：《傷寒論·辨發汗吐下後病脉證并治》作「大承氣湯」。

❷梔子湯：《傷寒論·辨發汗吐下後病脉證并治》作「梔子豉湯」。

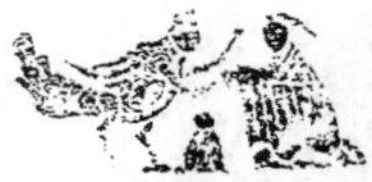

太陽病過經十餘日反再三下之後四五日柴胡證續在先與小柴胡湯嘔止小安嘔止小安一云嘔不止心下急其人鬱鬱微煩者爲未解與大柴胡湯下者止

傷寒十三日不解胷脇滿而嘔日晡所發潮熱而微利此本當柴胡湯下之不得利今反利者故知醫以丸藥下之非其治也潮熱者實也先再服小柴胡湯以解其外後屬柴胡加芒硝湯

傷寒十三日過經而譫語內有熱也當以湯下之小便利者大便當堅而反利其脉調和者知醫以丸藥下之非其治也自利者其脉當微厥今反和者此爲內實屬承氣湯證❶

傷寒八九日下之胷滿煩驚小便不利譫語一身❷不可轉側屬柴胡加龍骨牡蠣湯

【校勘】

❶承氣湯證：《傷寒論·辨發汗吐下後病脉證并治》作「調胃承氣湯證」。

❷身：《傷寒論·辨發汗吐下後病脉證并治》「身」後有「盡重」二字。

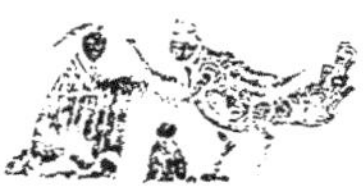

火逆下之因燒針煩躁屬桂枝甘草龍車❶牡蠣湯
太陽病脉浮而動數浮則爲風數則爲熱動則爲痛數則爲
虚頭痛發熱微盜汗出而反惡寒其表未鮮毉反下之動數
❷則遲頭痛即眩❸（一云膈内拒痛）胃中空虚客氣動膈短氣躁煩心中
懊憹陽氣内陷心下因堅則爲結胷屬大陷胷湯若不結胷
但頭汗出其餘无有齊頸而還小便不利身必發黄（屬柴胡梔子湯）
傷寒五六日嘔而發熱柴胡湯證具而以佗藥下之柴胡證
仍在復与柴胡湯此雖以下不爲逆也必蒸蒸而振却發熱
汗出而解若心下滿而堅痛者此爲結胷屬大陷胷湯若但
滿而不痛者此爲痞柴胡不中与也屬半夏瀉心湯
本以下之故心下痞与之瀉心其痞不解其人渴而口燥小
便不利者屬五苓散一方言忍之一日乃愈

【校勘】

❶車：仿宋本、周本、《傷寒論·辨發汗吐下後病脉證并治》作「骨」。爲是，當改。

❷則：《傷寒論·辨發汗吐下後病脉證并治》作「變」。

❸頭痛即眩：《傷寒論·辨太陽脉證并治》作「膈内拒痛」。

傷寒中風醫反下之其人下利日數十行穀不化腹中雷鳴心下痞堅而滿乾嘔而煩不能得安醫見心下痞爲病不盡復重下之其痞益甚此非結熱但胃中虛客氣上逆故使之堅屬甘草瀉心湯

傷寒服湯藥而下利不止心下痞堅服瀉心湯已後以他藥下之利不止醫以理中与之利益甚理中理中膲此利在下膲屬赤石脂禹餘粮湯若❶不止者當利其小便

太陽病外證未除而數下之遂挾熱而利不止心下痞堅表裏不解屬桂枝人參湯

傷寒吐後腹滿者与承氣湯❷

病者无表裏證發熱七八日脉雖浮數者可下之假令下已脉數不解今熱則消穀喜飢至六七日不大便者有瘀血屬

【校勘】

❶若：《傷寒論·辨發汗吐下後病脉證并治》作「復」。

❷承氣湯：《傷寒論·辨發汗吐下後病脉證并治》作「調胃承氣湯」。

抵當湯若脉數不解而下不止必挾血❶便膿血
太陽病醫反下之因腹滿時痛爲屬太陰屬桂枝加芍藥湯
大實痛屬桂枝加大黄湯
傷寒六七日其人大下後脉❷沉遲手足厥逆下部脉不至❸喉
咽不利唾膿血泄利不止爲難治屬麻黄升麻湯
傷寒本自寒下醫復吐下之寒格更遂吐❹一本作更逆吐下食入即
出屬乾薑黄芩黄連人參湯

病可温證第九

大法冬宜服温熱藥及灸
師曰病發熱頭痛脉反沉若不差身體更疼痛當救其裏宜
温藥四逆湯
下利腹滿身體疼痛先温其裏宜四逆湯

【校勘】

❶血：仿宋本作「熱」。爲是，當改。周本作「挾熱」。

❷脉：《傷寒論·辨發汗吐下後病脉證并治》「脉」上有「寸」字。

❸至：《傷寒論·辨發汗吐下後病脉證并治》作「止」。

❹更遂吐：《傷寒論·辨發汗吐下後病脉證并治》作「更逆吐下」。

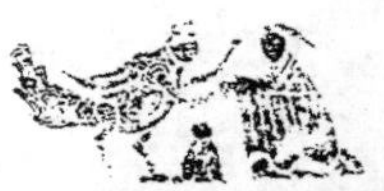

自利不渴者屬太陰其藏有寒故也當溫之宜四逆輩
少陰病其人欲食入則吐心中溫溫欲吐復不能吐始得之手足寒脉弦遲若膈上有寒飲乾嘔者不可吐當溫之宜四逆湯
少陰病脉沈者急當溫之宜四逆湯
下利欲食者就當溫之
下利脉遲緊為痛未欲止當溫之得冷者滿而便腸垢
下利其脉浮大此為虛以強下之故也設脉浮革因爾腸鳴當溫之宜當歸四逆湯
少陰病下利脉微濇者即嘔汗出必數更衣反少當溫之
傷寒醫下之續得下利清穀不止身體疼痛急當救裏宜溫之以四逆湯

病不可灸證第十

微數之脉慎不可灸因火爲邪則爲煩逆追虚逐實血散脉中火氣雖微内攻有力焦骨傷筋血難復也

脉浮當以汗解而反灸之邪無從去因火而盛病從腰以下必當重而痹此爲火逆若欲自解當先煩煩乃有汗隨汗而解何以知之脉浮故知汗出當解

脉浮熱甚而灸之此爲實實以虚治因火而動咽燥必唾❶血

病可灸證第十一

燒針令其汗針處被寒核起而赤者必發賁豚氣從少腹上撞者❷灸其核上一壯（一本作各一壯）與桂枝加桂湯

少陰病得之一二日口中和其背惡寒者當灸之

少陰病其人吐利手足不逆反發熱不死脉不至者灸其少

【校勘】

❶ 唾：仿宋本、吴本、周本作「吐」。唾，吐也。唐·韓愈《太學博士李君墓誌銘》：「發且止，唾血數十升以斃。」

❷ 上撞者：《金匱要略·奔豚氣病脉證治》作「上至心」。

陰七壯

少陰病下利脉微濇者即嘔汗出必數更衣反少當温其上灸之一云灸厥陰可五十壯

諸下利皆可灸足大都五壯一云七壯商丘陰陵泉皆三壯

下利手足厥無脉灸之不温反微喘者死少陰負趺陽者爲順也

傷寒六七日其脉微手足厥煩躁灸其厥陰厥不還者死

傷寒脉促手足厥逆可灸之爲可灸少陰厥陰主逆

病不可刺證第十二

大怒無刺大一作新　已刺無怒已一作新　新內無刺

已刺無內　大勞無刺大一作新　已刺無勞

大醉無刺　已刺無醉　大飽無刺

已刺無飽　大飢無刺　已刺無飢
大渴無刺　已刺無渴　無刺大驚
無刺熇熇之熱無刺漉漉之汗無刺渾渾之脈身熱甚陰陽皆爭者勿刺也其可刺者急取之不汗則泄所謂勿刺者有死徵也無刺病與脈相逆者上工刺未生其次刺未盛其次刺已衰粗工逆此謂之伐形出九卷

病可刺證第十三

太陽病頭痛至七日自當愈其經竟故也若欲作再經者當針足陽明使經不傳則愈
太陽病初服桂枝湯而反煩不解者當先刺風池風府乃却與桂枝湯則愈
傷寒腹滿而譫語寸口脈浮而緊者此爲肝乘脾名曰縱當刺

期門

傷寒發熱嗇嗇惡寒其人大渴欲飲酢漿❶者其腹必滿而自汗出小便利其病欲解此爲肝乘肺名曰横當刺期門

陽明病下血而譫語此爲熱入血室但頭汗出者當刺期門隨其實而瀉之濈然汗出者則愈

婦人中風發熱惡寒經水適來得之七八日熱除脉遲身涼胷脇下滿如結胷狀其人譫語此爲熱入血室當刺期門隨其虛❷實而取之平病云熱入血室無犯胃氣及上二❸焦與此相反豈謂藥不謂針耶

太陽與少陽并病頭痛頸項强而眩時如結胷心下痞堅當刺大杼❹第一間肺俞肝俞慎不可發汗發汗則譫語譫語則脉弦譫語五日不止當刺期門

【校勘】

❶酢漿：《傷寒論·辨太陽病脉證并治中》作「水」。義勝。

❷虛：《傷寒論·辨太陽病脉證并治下》無。

❸二：《傷寒論·辨太陽病脉證并治中》、《金匱要略·婦人妊娠病脉證并治》作「三」。當改。

❹大杼：《傷寒論·辨太陽病脉證并治中》、《千金翼》卷九《第六》作「大椎」。

少陰病下利便膿血者可刺

婦人傷寒❶懷身腹滿不得小便加從腰以下重如有水氣狀懷身七月太陰當養不養此心氣實當刺寫勞宮及關元小便利則愈

傷寒喉痺刺手少陰少陰在腕當小指後動脉是也針入三分補之

問曰病有汗出而身熱煩滿煩滿不爲汗解者何對曰汗出而身熱者風也汗出而煩滿不解者厥也病名曰風厥也太陽主氣故先受邪少陰與爲表裏也得熱則上從之從之則厥治之表裏刺之飲之湯

熱病三日氣口靜人迎躁者取之諸陽五十九刺以寫其熱而出其汗實其陰以補其不足所謂五十九刺者兩手外内

【校勘】

❶傷寒：《金匱要略·婦人妊娠病脉證并治》作「傷胎」。義勝。

側各三九十二痏五指間各一九八痏足亦如是頭入髮一寸傍三分各三九六痏更入髮三寸邊各五九十痏耳前後口下項中各一九六痏巔上一

熱病先膚痛窒鼻充面取之皮以第一鍼五十九苛菌爲軫一云苛軫鼻索皮於肺不得索之火火心也

熱病嗌乾多飲善驚臥不能安取之膚肉以第六鍼五十九目眥赤❶索肉於脾不得索之木木肝也

熱病而胸脇痛手足躁取之筋間以第四鍼鍼於四達一作逆筋躄❷目浸索筋於肝不得索之金金肺也

熱病數驚瘛瘲而狂取之脈以第四鍼急寫有餘者癲疾毛髮去索血脈一作於心不得索之水水腎也

熱病而身重骨痛耳聾而好瞑取之骨以第四鍼五十九❸骨

【校勘】

❶赤：《靈樞·熱病》作「青」。

❷辟：通「躄」，足病不能行也。

❸九：《靈樞·熱病》「九」下有「刺」字，與前後文例合。

病食齧牙齒耳青索骨於腎無（一本作不）得索之土土脾也

熱病先身濇傍敎（傍敎太素作倚）煩悶乾脣嗌取之❶以第一針五十

九膚❷脹口乾寒汗

熱病頭痛攝（攝顳一作顳顬）目脈緊善衄厥熱也取之以第三針視

有餘不足寒熱病

熱病體重腸中熱取之以第四針於其輸及下諸指間索氣

於胃絡得氣也

熱病俠臍痛急胷脇支滿取之湧泉與太陰陽明（一云陰陵泉）以

第四針針嗌裏

熱病而汗且出反脈順可汗者取之魚際太淵大都太白寫

之則熱去補之則汗出汗出大甚者取踝上横文以止之

熱病七日八日脈口動喘而眩者急刺之汗且自出淺刺手

【校勘】

❶之：《靈樞·熱病》「之」下有「皮」字，與前後文例合。

❷膚：《靈樞·熱病》作「腹」。當改。

大指間

熱病先肩脇痛手足躁刺足少陽補手太陰病甚為五十九刺

熱病先手臂痛刺手陽明太陰而汗出止

熱病始於頭首者刺項太陽而汗出止

熱病先身重骨痛耳聾目瞑刺足少陰病甚為五十九刺一云刺少陽

熱病先眩冒而熱胸脇滿刺足少陰少陽

熱病始足脛者先取足陽明而汗出

病不可水證第十四

發汗後飲水多者必喘以水灌之亦喘

傷寒大吐大下之極虛復極汗者其人外氣怫鬱復與之水以發其汗因得噦所以然者胃中寒冷故也

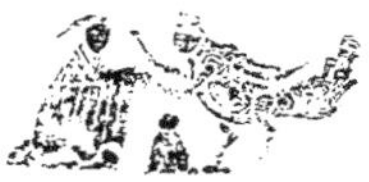

陽明病潮熱微堅可以承氣湯不堅勿與之若不大便六七日恐有燥屎欲知之法可與小承氣湯若腹中不轉失氣者此爲但頭堅後溏不可攻之攻之必腹滿不能食欲飲水者即噦

陽明病若胃中虛冷其人不能食飲水即噦

下利其脉浮大此爲虛以強下之故也設脉浮革因爾腸鳴當溫之與水即噦

病在陽當以汗解而反以水噀之若灌之其熱却不得去益煩皮上粟起意欲飲水反不渴宜文蛤散若不差與五苓散若寒實結胸無熱證者與三物小陷胸湯白散亦可身熱皮粟不解欲引衣自覆若以水噀之洗之益令熱却不得出當汗而不汗即煩假令汗出已腹中痛與芍藥三兩如上法

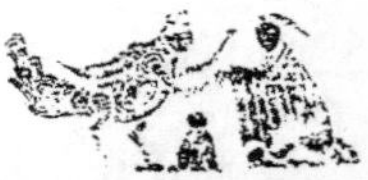

寸口脉浮大醫反下之此爲大逆浮即無血大即爲寒寒氣相搏即爲腸鳴醫乃不知而反飲水令汗大出水得寒氣冷必相搏其人即䭇

寸口脉濡而弱濡即惡寒弱即發熱濡弱相搏藏氣衰微胷中苦煩此非結熱而反薄居水漬布冷銚貼之陽氣遂微諸府無所依陰脉凝聚結在心下而不肯移胃中虚冷水穀不化小便縱通復不能多微則可救聚寒心下當奈何也

病可水證第十五

太陽病發汗後若大汗出胃中乾燥煩不得眠其人欲飲水當稍飲之令胃中和則愈

厥陰病渴欲飲水者與水飲之即愈○太陽病寸口緩關上小浮尺中弱其人發熱而汗出復惡寒不嘔但心下痞者此爲

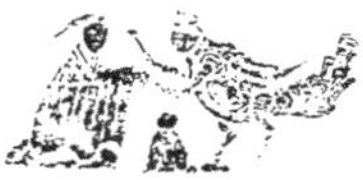

醫下之若不下其人復不惡寒而渴者爲轉屬陽明小便數者大便即堅不更衣十日無所苦也欲飲水者但與之當以法救渴宜五苓散

寸口脉洪而大數而滑洪大則榮氣長滑數則胃氣實榮長則陽盛怫鬱不得出身胃實則堅難大便則乾燥三膲閉塞津液不通醫發其汗陽盛不周❶復重下之胃燥熱畜大便遂❷擯小便不利榮衛相搏心煩發熱兩眼如火鼻乾面赤舌燥齒黄焦故大渴過經成壞病針藥所不能制與水灌枯槁陽氣微散身寒溫衣覆汗出表裏通然其病即除形脉多不同此愈非法治但醫所當慎妄犯傷榮衛

霍亂而頭痛發熱身體疼痛熱多欲飲水屬五苓散

嘔吐而病在膈上後必思水者急與猪苓散飲之水亦得也

【校勘】

❶不周：《諸病源候論》卷八《壞傷寒候》作「不用」。

❷擯：《諸病源候論》卷八《壞傷寒候》作「儐」。擯通「儐」，《説文》：「儐，導也。」

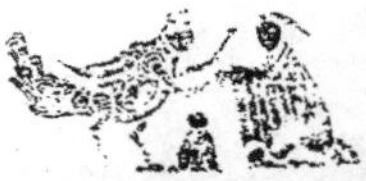

病不可火證第十六

太陽中風以火刼發其汗邪風被火熱血氣流泆失其常度兩陽相熏灼其身發黃陽盛則欲衄陰虛小便難陰陽俱虛竭身體則枯燥但頭汗出劑頸而還腹滿而微喘口乾咽爛或不大便久則譫語甚者至噦手足躁擾循衣摸床小便利者其人可治

太陽病醫發其汗遂發熱而惡寒復下之則心下痞此表裏俱虛陰陽氣併竭無陽則陰獨復加火針因而煩面色青黃膚瞤如此者爲難治今色微黃手足溫者愈

傷寒加溫針必驚

陽脉浮陰脉弱則血虛血虛則筋傷❶其脉沉者榮氣微也其脉浮而汗出如流珠者衛氣衰也榮氣微加燒針血留不行

【校勘】

❶傷：吴本、周本作「惕」。

更發熱而躁煩也
傷寒脉浮而醫以火迫劫之亡陽驚狂卧起不安屬桂枝去芍藥加蜀漆牡蠣龍骨救逆湯
問曰得病十五十六日身體黄下利狂欲走師脉之言當下清血如豚肝乃愈後如師言何以知之師曰寸口脉陽浮陰濡弱陽浮則爲風陰濡弱爲少血浮虚受風少血發熱惡寒洒淅項强頭眩醫加火熏鬱令汗出惡寒遂甚客熱因火而發慓欝蒸肌膚身目爲黄小便微難短氣從鼻出血而復下之胃无津液泄利遂不止熱瘀在膀胱畜結成積聚狀如豚肝當下未下心乱迷憒狂走赴水不能自制畜血若去目明心了此皆醫所爲无他禍患微輕得愈極者不治
傷寒其脉不弦緊而弱弱者必渴被火必譫言弱者發熱脉浮

解之當汗出愈
太陽病以火熏之不得汗其人必躁到經不解必有清血
陽明病被火額上微汗出而小便不利必發黃
陽明病其脉浮緊咽乾口苦腹滿而喘發熱汗出而不惡寒反偏惡熱其身體重發其汗則躁心憒憒而反譫語加溫針必怵惕又煩躁不得眠
少陰病欬而下利譫語是爲被火氣劫故也小便必難爲强責少陰汗出
太陽病二日而燒瓦熨其背大汗出火氣入胃胃中竭燥必發譫語十餘日振而反汗出者此爲欲解其汗從腰以下不得汗其人欲小便反不得嘔欲失溲足下惡風大便堅者小便當數而反不數及多❶便已其頭卓然而痛其人足心必熱

【校勘】
❶多：《傷寒論·辨太陽病脉證并治中》「多」上有「不」字。

穀氣下流故也

病可火證第十七

下利穀道中痛當溫之以為❶宜熬末鹽熨之一方炙枳實熨之

○熱病陰陽交并少陰厥逆陰陽竭盡生死證第十八

問曰溫病汗出輒復熱而脉躁疾不為汗衰狂言不能食病名為何對曰名曰陰陽交交者死人所以汗出者生於穀穀生於精今邪氣交爭於骨肉而得汗者是邪却而精勝精勝則當能食而不復熱熱者邪氣也汗者精氣也今汗出而輒復熱者邪勝也不能食者精无俾也汗而熱留者壽可立而傾也

夫汗出而脉尚躁盛者死此今脉不與汗相應此不勝其病也狂言者是失志失志者死有三死不見一生雖愈必死

【校勘】

❶爲：據仿宋本、吳本、楊本、周本作「火」。爲是，當改。

熱病已得汗而脉尚躁盛此陽[1]脉之極也死其得汗而脉靜者生也

熱病脉尚躁盛而不得汗者此陽脉之極也死脉躁盛得汗者生也

熱病已得汗而脉尚躁喘且復熱勿膚刺喘甚者死

熱病陰陽交者死

熱病煩已而汗脉當靜

太陽病脉反躁盛者是陰陽交死復得汗脉靜者生

熱病陰陽交者熱煩身躁太陰寸口脉兩衝尚躁盛是陰陽交死得汗脉靜者生

熱病陽進陰退頭獨汗出死陰進陽退腰以下至足汗出亦死陰陽俱進汗出已熱如故亦死陰陽俱退汗出已寒慄不

【校勘】

[1]陽：《靈樞·熱病》作「陰」。

止鼻口氣冷亦死右熱病陰陽交部

熱病所謂并陰者熱病已得汗因得泄是謂并陰故治治一作活

熱病所謂并陽者熱病已得汗脈尚躁盛大熱汗出雖不汗出若衄是謂并陽故治右熱病并陰陽部

少陰病惡寒踡而利手足逆者不治

少陰病下利止而眩時時自冒者死

少陰病其人吐利躁逆者死

少陰病四逆惡寒而踡其脈不至其人不煩而躁者死

少陰病六七日其人息高者死

少陰病脈微細沈但欲臥汗出不煩自欲吐五六日自利復煩躁不得臥寐者死

少陰病下利若利止惡寒而踡手足溫者可治

少陰病惡寒而踡時時自煩欲去其衣被者可治

少陰病下利止厥逆無脉干煩一本作乾嘔服湯藥其脉暴出者死微細者生右少陰部

傷寒六七日其脉微手足厥煩躁灸其厥陰厥不還者死

傷寒下利厥逆躁不能卧者死

傷寒發熱下利至厥不止者死

傷寒厥逆❶六七日不利便發熱而利者生❷其人汗出利❸不止者死但有陰無陽故也

傷寒五六日不結胷腹濡脉虛復厥者不可下下之亡血死

傷寒發熱而厥七日下利者爲難治右厥逆部

熱病不知所痛不❹能自收口乾陽熱甚陰頗有寒者熱在髓死不治

【校勘】

❶厥逆：《傷寒論·辨厥陰病脉證并治》無「厥逆」二字。

❷生：《傷寒論·辨厥陰病脉證并治》無。

❸利：《傷寒論·辨厥陰病脉證并治》無。

❹不：《靈樞·熱病》「不」上有「耳聾」二字。

熱病在腎令人渴口乾舌焦黄赤晝夜欲飲不止腹大而脹尚不厭飲目無精光死不治

脾傷即中風陰陽氣別離陰不從陽故以三分候其死生

傷寒欬逆上氣其脉散者死謂其人形損故也

傷寒下利日十餘行其人脉反實者死

病者脇下素有痞而下❶在臍傍痛引少腹入陰俠陰❷筋此爲藏結死

夫實則譫語虛則鄭聲鄭聲者重語是也直視譫語喘滿者死若下利者亦死

結胸證悉具而躁者死

吐舌下卷者死唾如膠者難解舌頭四邊徐有津液此爲欲解病者至經上唇有色脉自和爲欲解色急者未解右陰陽竭盡部

【校勘】

❶而下：吳本、周本作「而不」；《傷寒論·辨太陽病脉證并治》作「連」。

❷俠陰：《傷寒論·辨太陽病脉證并治》無「俠陰」二字。

重實重虛陰陽相附生死證第十九

問曰何謂虛實對曰邪氣盛則實精氣奪則虛重實者肉大熱❶病氣熱脉滿是謂重實

問曰經絡俱實何如對曰經絡皆實是寸脉急而尺爲❷也皆當俱治故曰滑則順濇則逆夫虛實者皆從其物類始五藏骨肉滑利可以長久寒氣暴上脉滿實實而滑順❸則生實而濇❹逆則死形盡滿脉急大堅尺滿❺而不應順則生逆則死所謂順者手足溫所謂逆者手足寒也

問曰何謂重虛對曰脉虛氣❻虛尺虛是謂重虛也所謂氣虛者言無常也尺虛者行步匡然❼也脉虛者不象陰也如此者滑則生濇則死氣虛者肺虛也氣逆者足寒也非其時則生當其時則死餘藏皆如此也

【校勘】

❶肉大熱：「肉」，仿宋本、《素問·通評虛實論》作「言」。當改。周本作「內有熱」。

❷爲：仿宋本、《素問·通評虛實論》作「緩」。當改。

❸順：《素問·通評虛實論》無。

❹濇：《素問·通評虛實論》無。

❺滿：《素問·通評虛實論》作「濇」。

❻氣：《素問·通評虛實論》作「上」。

❼匡然：《素問·通評虛實論》作「恇然」。匡，通「恇」。恐懼。

脉實滿手足寒頭熱者春秋則生冬夏則死脉浮而濇濇而身有熱者死絡氣不足經氣有餘脉熱而尺寒秋冬為逆春夏為順經虛絡滿者尺熱滿而寒濇春夏死秋冬生絡滿經虛炙陰刺陽經滿絡虛刺陰炙陽

問曰秋冬無極陰春夏無極陽何謂也對曰無極陽者春夏無數虛陽明陽明虛則狂無極陰者秋冬無數虛太陰太陰虛則死右已重實重虛部

熱病所謂陽附陰者腰以下至足熱腰以上寒陰氣下爭還心腹滿者死所謂陰附陽者腰以上至頭熱腰以下寒陽氣上爭還得汗者生右陰陽相附部

熱病生死期日證第二十

太陽之脉色榮顴骨熱病也榮未夭❶日今且得汗待時自已

【校勘】

❶夭：周本作「和」；《素問·刺熱篇》作「交」。下文「夭」字同。

與厥陰脉爭見者死期不過三日其熱病氣❶內連腎少陽之脉色榮顴前熱病也榮未夭❷曰今且得汗待時自已與少陰脉爭見者死期不過三日

熱病七八日脉微小病者溲血口中乾一日半而死脉代者一日死

熱病七八日脉不躁喘不數後三日中有汗三日不汗四日死未曾汗勿膚刺膚一作腠

熱病三四日脉不喘其動均者身雖煩熱今自得汗生傳曰始府入藏終陰復還陽故得汗

熱病七八日脉不喘其動均者生微熱在陽不入陰今自汗也

熱病七八日脉不喘動數均者病當瘖期三日不得汗四日死

熱病身面盡黃而腫心熱口乾舌卷焦黃黑身麻臭伏毒傷

【校勘】

❶ 氣：《素問・刺熱篇》無。

❷ 夭：周本作「和」；《素問・刺熱》作「交」。下文「夭」字同。

肺中脾者死

熱病瘈瘲狂言不得汗瘈瘲不止伏毒傷肝中膽者死

熱病汗不出出不至足嘔膽吐血善驚不得卧伏毒在肝腑足少陽者死

熱病十逆死證第二十一

熱病腹滿䐜脹身熱者不得大小便脉濇小疾一逆見死

熱病腸鳴腹滿四肢清泄注脉浮大而洪不已二逆見死

熱病大衄不止腹中痛脉浮大絶喘而短氣三逆見死

熱病嘔且便血奪形肉身熱甚脉絶動疾四逆見死

熱病欬喘悸眩身熱脉小疾奪形肉五逆見死

熱病腹大而脹四肢清奪形肉短氣六逆見一旬內死

熱病腹脹便血脉大時時小絶汗出而喘口乾舌焦視不見

人七逆見一句死

熱病身熱甚脉轉小欬而便血目眶陷妄言手循衣縫口乾躁擾不得卧八逆見一時死

熱病瘈瘲狂走不能食腹滿胷痛引腰臍背嘔血九逆見一時死

熱病嘔血喘欬煩滿身黄其腹鼓脹泄不止脉絶十逆見一時死

熱病五藏氣絶死日證第二十二

熱病肺氣絶喘逆欬唾血手足腹腫面黄振慄不能言語死魄與皮毛俱去故肺先死丙日篤丁日死

熱病脾氣絶頭痛嘔宿汁不得食嘔逆吐血水漿不得入狂言譫語腹大滿四肢不收意不樂死脉與肉氣俱去故脾先

死甲日篤乙日死
熱病心主氣絶煩滿骨痛瘈一作嗌腫不可咽欲欬不能欬歌哭而笑死神與榮脉俱去故心先死壬日篤癸日死
熱病肝氣絶僵仆足不安地嘔血恐懼洒淅惡寒血妄出遺尿溺死魄❶與筋血俱亡故肝先死庚日篤辛日死
熱病腎氣絶喘悸吐逆踵❷疽尻癰目視不明骨痛短氣喘滿汗出如珠死精與骨髓俱亡故腎先死戊日篤己日死
故外見瞳子青小爪甲枯髮墮身澀齒挺而垢人❸皮面厚塵黑欬而喘血渴欲數飲大❹滿此五藏絶表病也

熱病至脉死日證第二十二

熱病脉四至三日死脉四至者平人一至病人脉四至也
熱病脉五至一日死時一大至半日死忽忽悶亂者死

【校勘】

❶魄：仿宋本、吴本作「魂」，形近致誤，當改。《素問》有「肝藏魂」句可證。

❷踵：仿宋本、吴本、周本作「腫」。義長。

❸人：周本作「又」。

❹大：周本「大」上有「腹」字。義勝。

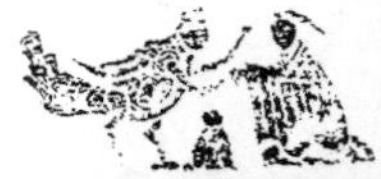

熱病脉六至半日死忽急疾大至有頃死

熱病脉損日死證第二十四

熱病脉四損三日死所謂四損者平人四至病人脉一至名曰四損

熱病脉五損一日死所謂五損者平人五至病人脉一至名曰五損

熱病脉六損一時死所謂六損者平人六至病人脉一至名曰六損若絶不至或久乃至立死

治傷寒形證所宜進退 王叔和集仲景評脉要論

新刊王氏脉經卷第七

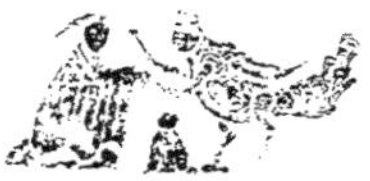

新刊王氏脉經卷第八

朝散大夫守光祿卿直秘閣判登聞檢院上護軍臣林億 等類次

平辛尸厥脉證第一

寸口沉大而滑，沉則為實❶，滑則為氣❷，實❸氣相搏，血氣入於藏即死，入於腑即愈，此為卒厥。不知人，脣青身冷，為入藏，即死；如身溫和，汗自出，為入腑，而復自愈。

平痓濕暍脉證第二 痓一作痙

【校勘】

❶實：《千金要方》卷二十八《平寸口脉主對法》「實」上有「血」字。

❷氣：《千金要方》卷二十八《平寸口脉主對法》「氣」下有「實」字。

❸實：《千金要方》作「血」。

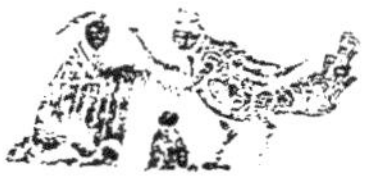

太陽病發熱無汗而❶反惡寒者名剛痓

太陽病發熱汗出而❷不惡寒者名柔痓（一云惡寒）

太陽病發熱其脉沈而細者為痓

太陽病發其汗因致痓（論云發其汗太多因致痓）

病者身熱足寒頸項強急惡寒時頭熱面赤目脉❸赤獨頭動搖者為痓（論云獨頭面搖卒口噤背反張者痓病也）

太陽病無汗而小便反少氣上衝胷口噤不得語欲作剛痓葛根湯主之

剛痓為病胷滿口噤臥不著席脚攣急其人必齘齒可與大承氣湯

痓病發其汗已其脉浛浛如蛇暴腹脹大者為欲解脉如故反伏弦者必痓（一云痓脉出欲已）

【校勘】

❶反：《甲乙經》卷七第四無。義勝。

❷不：《病源》卷七《傷寒痓候》無。疑衍。

❸脉：《金匱要略·痓濕暍病脉證治》無。

痓脉來按之築築而弦❶直上下行

痓家其脉伏堅直上下

夫風病下之則痓復發其汗必拘急

太陽病其證備身體強几几然脉沈遲此爲痓栝樓桂枝湯主之

痓病有灸瘡難療

瘡家雖身疼痛不可發其汗汗出則痓

太陽病關節疼痛❷脉沈而緩❸者爲中濕❹論云中濕爲濕痺之候其人小便不利大便反快但當利其小便

病者一身盡疼一云疼煩發熱日晡即劇此爲風濕汗出所致也論云此病傷於汗出當風或久傷取冷所致

濕家之爲病一身盡疼發熱而身色熏黃也

【校勘】

❶築築而弦：《金匱要略·痓濕暍病脉證治》作「緊如弦」；《病源》卷一《風痓候》作「策策如弦」。

❷疼痛：仿宋本、周本作「疼煩」；《金匱要略·痓濕暍病脉證治》作「疼痛而煩」。

❸緩：《金匱要略·痓濕暍病脉證治》作「細」。

❹爲中濕：《金匱要略·痓濕暍病脉證治》作「此名濕痹」。

濕家之為病其人但頭汗出而背強欲得被覆向火若下之早則噦或胷滿小便利(一云不利)舌上如胎此為丹田有熱胷上有寒渴欲飲而不能飲則口燥也

濕家下之額上汗出微喘小便利(一云不利)者死若下利不止者亦死

問曰風濕相摶身體疼痛法當汗出而解值天陰雨不止師云此可發汗而其病不愈者何也荅曰發其汗汗大出者但風氣去濕氣續在是故不愈若治風濕者發其汗微微似欲出汗者則風濕俱去也

濕家身煩疼可與麻黃湯加朮四兩發其汗為宜慎不可以火攻之

風濕脈浮身重汗出惡風者防己湯❶主之

【校勘】

❶ 防己湯：《金匱要略·痙濕暍病脈證治》作「防己黃耆湯」。

病人喘頭痛鼻塞而煩其脉大自能飲食腹中和無病病在頭中寒濕故鼻塞內藥鼻中即愈論云濕家病身疼痛發熱面黃而喘頭痛鼻窒而煩

傷寒八九日風濕相搏身體疼痛不能自轉側不嘔不渴脉浮虛而濇者桂枝附子湯主之若其人大便鞕小便自利者朮附子湯主之

風濕相搏骨節疼煩掣痛不得屈伸近之則痛劇汗出短氣小便不利惡風不欲去衣或身微腫者甘草附子湯主之

太陽中熱暍是也其人汗出惡寒身熱而渴也白虎湯❶主之

太陽中暍身熱疼痛而脉微弱此以夏月傷冷水水行皮膚中所致也瓜蔕湯❷主之

太陽中暍發熱惡寒身重而疼痛其脉弦細芤遲小便已洒洒然毛聳手足逆冷小有勞身熱口前開❸板齒燥若發其汗

【校勘】

❶白虎湯：《金匱要略·痓濕暍病脉證治》作「白虎加人參湯」。

❷瓜蔕湯：《金匱要略·痓濕暍病脉證治》作「一物瓜蔕湯」。

❸前開：《傷寒論·辨痓濕暍脉證》作「開前」，當乙正。

惡寒則甚加溫針則發熱益甚數下之淋復甚

平陽毒陰毒百合狐惑脉證第三

陽毒爲病身重腰背痛煩悶不安狂言或走或見鬼或吐血下痢其脉浮大數面赤斑斑如錦文喉咽痛唾膿血五日可治至七日不可治也有傷寒一二日便成陽毒或服藥吐下後變成陽毒升麻湯主之

陰毒爲病身重背強腹中絞痛咽喉不利毒氣攻心心下堅強短氣不得息嘔逆唇青面黑四肢厥冷其脉沉細緊數身如被打五六日可治至七日不可治也或傷寒初病一二日便結成陰毒或服藥六七日以上至十日變成陰毒甘草湯主之

百合之爲病其狀常默默欲臥復不能臥或如強健人欲得

出行而復不能行意欲得食復不能食或有美時或有不用聞飲食臭時如寒無寒如熱無熱朝至❶口苦小便赤黃❷身形如和其脉微數數百脉一宗悉病各隨證治之百合病見於陰者以陽法救之見於陽者以陰法救之見陽攻陰復發其汗此爲逆其病難治見陰攻陽乃復下之此亦爲逆其病難治千金方云見在於陰而攻其陽則陰不得解也復發其汗爲逆也見在於陽而攻其陰則陽不得解也復下之其病不愈

狐惑爲病其氣❸如傷寒默默欲眠目不得閉臥起不安蝕於喉爲惑蝕於陰爲狐狐惑之病並不欲飲食聞食臭其面目乍赤乍白乍黑其毒蝕於上者則聲喝❹其毒蝕下部者咽乾蝕於上部瀉心湯❺主之蝕於下部苦參湯淹洗之蝕於肛者雄黃熏之

其人脉數無熱微煩默默欲臥汗出初得三四日目赤如鳩

【校勘】

❶朝至：《金匱要略·百合狐惑陰陽毒病證治》無「朝至」二字。

❷黃：《金匱要略·百合狐惑陰陽毒病證治》無「黃」字。

❸氣：仿宋本、周本《金匱要略·百合狐惑陰陽毒病證治》作「狀」。

❹喝：《病源》卷八《傷寒狐惑候》作「嗄」。

❺瀉心湯：《金匱要略·百合狐惑陰陽毒病證治》作「甘草瀉心湯」。

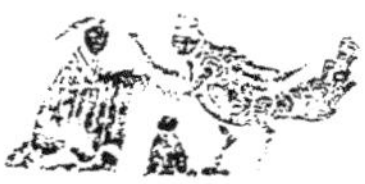

眼得之七八日目四眥黄黑若能食者膿已成也赤小豆當歸散主之

病人或從呼吸上蝕其咽或從下焦蝕其肛陰蝕上爲惑蝕下爲狐狐惑病者猪苓散主之

平霍亂轉筋脉證第四

問曰病有霍亂者何師曰嘔吐而利此爲霍亂

問曰病者發熱頭痛身體疼惡寒而復吐利當屬何病師曰當爲霍亂霍亂吐利止而復發熱也傷寒其脉微濇本是霍亂今是傷寒却四五日至陰經上轉入陰必吐利

轉筋爲病其人臂脚直脉上下行微弦轉筋入腹雞屎白散主之

平中風歷節脉證第五

夫風之爲病當半身不遂或但臂不遂者此爲痺脉微而數中風使然

頭痛脉滑者中風風脉虛弱也

寸口脉浮而緊緊則爲寒浮則爲虛虛寒相搏邪在皮膚浮者血虛絡脉空虛賊邪不瀉或左或右邪氣反緩正氣則急正氣引邪喎僻不遂邪在於絡肌膚不仁邪在於經則重不勝邪入於腑則不識人邪入於藏舌即難言口吐淤❶涎

寸口脉遲而緩遲則爲寒緩則爲虛榮緩則爲亡血衛遲則爲中風邪氣中經則身癢而癮疹心氣不足邪氣入中則胷滿而短氣

趺陽脉浮而滑滑則穀氣實浮則汗自出

少陰脉浮而弱弱則血不足浮則爲風風血相搏則疼痛如掣

【校勘】

❶ 淤：《金匱要略·中風歷節病脉證并治》無。

盛人脉濇小短氣自汗出歷節疼不可屈伸此皆飲酒汗出當風所致也

寸口脉沈而弱沈則主骨弱則主筋沈則爲腎弱則爲肝汗出入水中如水傷心歷節黄汗出故曰歷節也味酸則傷筋筋傷則緩名曰泄鹹則傷骨骨傷則痿名曰枯枯泄相搏名曰斷泄榮氣不通衛不獨行榮衛俱微三膲無所御四屬斷絶身體羸瘦獨足腫大黄汗出脛冷假令發熱便爲歷節也

病歷節疼痛不可屈伸烏頭湯主之

諸肢節疼痛身體魁[1]瘰脚腫如脱頭眩短氣溫溫欲吐桂枝芍藥知母湯主之

平血痺虚勞脉證第六

問曰血痺從何得之師曰夫尊榮人骨弱肌膚盛重因疲勞

【校勘】

[1] 魁瘰：仿宋本、吴本、楊本、周本、《金匱要略·中風歷節病脉證并治》作「尩羸」。

汗出臥不時動搖加被微風遂得之形如風狀（巢源云其狀如被微風所吹）但以脈自微濇在寸口關上小緊宜針引陽氣令脈和緊去則愈

血痺陰陽俱微寸口關上微尺中小緊外證身體不仁如風[1]狀黄耆桂[2]五物湯主之

夫欲治病當先知其證何趣乃當攻之耳

男子[3]平人脈大為勞極虛亦為勞

男子勞之為病其脈浮大手足暖[4]春夏劇秋冬差陰寒精自出酸削不能行少陰虛滿[5]

人年五十六十其脈浮大者痺俠背行苦腸鳴馬刀俠瘿者皆為勞得之

男子平人脈虛弱細微者喜盜汗出也

【校勘】

[1] 風：《金匱要略·血痹虚勞病脉證并治》「風」下有「痹」字。

[2] 桂：仿宋本、吴本、周本、《金匱要略·血痹虚勞病脉證并治》「桂」下有「枝」字。當補。

[3] 男子：《金匱要略·血痹虚勞病脉證并治》無「男子」二字。

[4] 暖：吴本、周本作「煩熱」；《金匱要略·血痹虚勞病脉證并治》作「煩」。

[5] 少陰虛滿：仿宋本、吴本、周本作「少腹虛滿」；《金匱要略·血痹虚勞病脉證并治》無此四字。

男子面色薄者主渴及亡血卒喘悸其脉浮者裏虚也

男子脉虚沉弦無寒熱短氣裏急小便不利面色白時時目瞑此人喜衄少腹滿此爲勞使之然

男子脉微❶弱而澀爲無子精氣清冷

夫失精家少腹弦急陰頭寒目睢❷痛一云目眩髮落脉極虚芤遲爲清穀亡血失精

脉得諸芤動微緊男子失精女子夢交通桂枝加龍骨牡蠣湯主之

脉沉小遲名脱氣其人疾行則喘喝手足逆寒腹滿甚則溏泄食不消化也

脉弦而大弦則爲減大則爲芤減則爲寒芤則爲虚寒虚相搏此名爲革婦人則半產漏下男子則亡血失精

【校勘】

❶微：《金匱要略·血痹虚勞病脉證并治》作「浮」。

❷睢：仿宋本、周本《金匱要略·血痹虚勞病脉證并治》作「眶」。形近致誤，當改。

平消渴小便利淋脉證第七

師曰：厥陰之爲病，消渴，氣上衝心，心中疼熱，飢而不欲食，食即吐❶，下之不肯止。

寸口脉浮而遲，浮則爲虚，遲則爲勞，虚則衛氣不足，遲則榮氣竭。趺陽脉浮而數，浮則爲氣，數則消穀而緊❷（要畧緊作大堅），氣盛則溲數，溲數則緊（要畧緊作堅），緊數相搏，則爲消渴。

男子消渴，小便反多，以飲一斗，小便一斗，腎氣圓主之。

師曰：熱在（一作結）下焦，則溺血，亦令人淋閉不通。淋之爲病，小便如粟狀，少腹弦急，痛引臍中。寸口脉細而數，數則爲熱，細則爲寒，數爲強吐。趺陽脉數，胃中有熱，則消穀引食，大便必堅，小便則數。少陰脉數，婦人則陰中生瘡，男子則氣淋。

淋家不可發汗，發汗則必便血。

【校勘】

❶吐：《傷寒論·辨厥陰病脉證并治》「吐」下有「蚘（蛔）」字。

❷緊：《金匱要略·消渴小便不利淋病脉證并治》作「大堅」。下文兩個「緊」字均作「堅」。

平水氣黄汗氣分脉證第八

師曰：病有風水，有皮水，有正水，有石水，有黄汗。風水其脉自浮，外證骨節疼痛，其人惡風。皮水其脉亦浮，外證胕腫，按之没指，不惡風，其腹如鼓（如鼓，一作如故不滿），不渴，當發其汗。正水其脉沈遲，外證自喘。石水其脉自沈，外證腹滿不喘。黄汗其脉沈遲，身體發熱，胷滿，四肢頭面腫，久不愈，必致癰膿。

脉浮而洪，浮則爲風，洪則爲氣，風氣相摶，風強則爲癮疹，身體爲癢，癢爲泄風，久爲痂癩；氣強則爲水，難以俛仰。風氣相擊，身體洪腫，汗出乃愈。惡風則虚，此爲風水；不惡風者，小便通利，上焦有寒，其口多涎，此爲黄汗。

寸口脉沈滑者，中有水氣，面目腫大，有熱，名曰風水。視人之目裹❶上微擁，如新臥起狀，其頸脉動，時時欬，按其手足上陷

【校勘】

❶目裹：仿宋本、周本作「目窠」。

而不起者風水太陽病脉浮而緊法當骨節疼痛而反不疼身體反重而酸其人不渴汗出即愈此為風水惡寒者此為極虛發汗得之渴而不惡寒者此為皮水身腫而冷狀如周痺胷中窒不能食反聚痛暮躁不眠此為黄汗痛在骨節欬而喘不渴者此為脾脹其形如腫發汗即愈然諸病此者渴而下利小便數者皆不可發汗

風水其脉浮浮為在表其人能食頭痛汗出表無佗病病者言但下重故從腰以上為和腰以下當腫及陰難以屈伸防已黄耆湯主之（一云風水脉浮身重汗出惡風者防已黄耆湯主之）

風水惡風一身悉腫脉浮不渴續自汗出而無大熱者越婢湯主之

師曰裹水者一身面目洪①腫其脉沈小便不利故令病水假

【校勘】

①洪：《金匱要略·水氣病脉證并治》作「黄」。

如小便自利，亡津液，故令渴也，越婢加术湯主之。（一云皮水其脈沉，頭面浮腫，小便不利，故令病水。假令小便自利，亡津液，故令渴也）

皮水之爲病，四肢腫，水氣在皮膚中，四肢聶聶動者，防己茯苓湯主之。

趺陽脈當伏，今反緊，本自有寒疝瘕，腹中痛，醫反下之，下之則胷滿短氣。

趺陽脈當伏，今反數，本自有熱，消穀（一作消渴），小便數，今反不利，此欲作水。

寸口脈浮而遲，浮脈熱，遲脈潛，熱潛相搏，名曰沈。趺陽脈浮而數，浮脈熱，數脈止，熱止相搏，名曰伏。沈伏相搏，名曰水。沈則絡脈虛，伏則小便難，虛難相搏，水走皮膚，則爲水矣。

寸口脈弦而緊，弦則衛氣不行，衛氣不行則惡寒，水不沾流

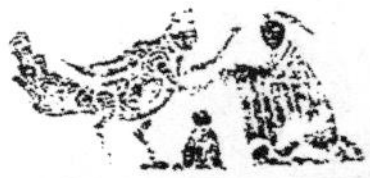

走在腸間

少陰脉緊而沈緊則爲痛沈則爲水小便即難師曰脉得諸沈者當責有水身體腫重水病脉出者死

夫水病人目下有臥蠶面目鮮澤脉伏其人消渴病水腹大小便不利其脉沈絶者有水可下之

問曰病下利後渴飲水小便不利腹滿因❶腫者何也

荅曰此法當病水若小便自利及汗出者自當愈

水之爲病其脉沈小屬少陰浮者爲風無水虛脹者爲氣水發其汗即已沈❷者與附子麻黄湯❸浮者與杏子湯

心水者其身重而少氣不得臥煩而躁其陰大腫

肝水者其腹大不能自轉側脇下腹中痛時時津液微生小便續通

【校勘】

❶ 因：仿宋本、吴本、周本作「陰」。

❷ 沈：《金匱要略・水氣病脉證并治》「沈」上有「脉」字。

❸ 附子麻黄湯：《金匱要略・水氣病脉證并治》作「麻黄附子湯」。

肺水者其身腫小便難時時鴨溏

脾水者其腹大四肢苦重津液不生但苦少氣小便難

腎水者其腹大臍腫腰痛不得溺陰下濕如牛鼻上汗其足逆冷面❶又瘦 一云大便反堅

師曰諸有水者腰以下腫當利小便腰以上腫當發汗乃愈

師曰寸口脉沉而遲沉則爲水遲則爲寒寒水相搏趺陽脉伏水穀不化脾氣衰則鶩溏胃氣衰則身腫

少陽脉卑❷少陰脉細男子則小便不利婦人則經水不通經爲血血不利則爲水名曰血分 一云水分

問曰病者若❸水面目身體四肢皆腫小便不利師脉之不言水反言胸中痛氣上衝咽狀如炙肉當微欬喘審如師言其脉何類師曰寸口脉沉而緊沉爲水緊爲寒沉緊相搏結在

【校勘】

❶又：仿宋本、吴本、楊本、周本、《金匱要略·水氣病脉證并治》作「反」。形近致誤，當改。

❷卑：吴本、周本作「革」。

❸若：仿宋本、朱本、張本、《金匱要略·水氣病脉證并治》作「苦」。形近致誤，當改。

關元始時當微年盛不覺陽衰之後榮衛相干陽損陰盛結寒微動腎❶氣上衝喉咽塞噎脇下急痛醫以爲留飲而大下之氣擊不去其病不除後重吐之胃家虛煩咽燥欲飲水小便不利水穀不化面目手足浮腫又與葶藶丸下水當時如小差食飲過度腫復如前胸脇苦痛象若奔豚其水揚溢則浮欬喘逆當先攻擊衝氣令止乃治欬欬止其喘自差先治新病病當在後（言當先治本病也如治新病則病難已）

黃汗之病身體洪❷腫（一作重）發熱汗出而渴（而渴一作不渴）狀如風水汗沾衣色正黃如蘗汗❸其脈自沈

問曰黃汗之病從何得之師曰以汗出入水中浴水從汗孔入得之黃耆芍藥桂枝苦酒湯主之

黃汗之病兩脛自冷假令發熱此屬歷節食已汗出又身常

【校勘】

❶ 緊：周本、《金匱要略·水氣病脈證并治》作「腎」。形近致誤，當改。

❷ 洪：《金匱要略·水氣病脈證并治》無。

❸ 汗：仿宋本、周本《金匱要略·水氣病脈證并治》作「汁」。形近致誤，當改。

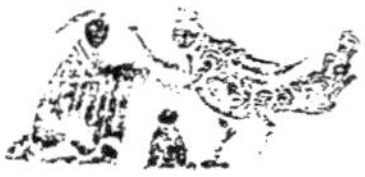

寢臥盜汗出者此勞[1]氣也若汗出已反發熱者久久其身必甲錯發熱不止者必生惡瘡若身重汗出已輒輕者久久必身瞤瞤則胷中痛又從腰以上必汗出下無汗腰髖弛痛如有物在皮中狀劇者不能食身疼重煩躁小便不利此爲黄汗桂枝加黄耆湯主之

寸口脉遲而濇遲則爲寒濇爲血不足趺陽脉微而遲微則爲氣遲則爲寒寒氣不足則手足逆冷手足逆冷則榮衛不利榮衛不利則腹滿脇[2]鳴相逐氣轉膀胱榮衛俱勞陽氣不通則身冷陰氣不通則骨疼陽前通則惡寒陰前通則痺不仁陰陽相得其氣乃行大氣一轉其氣乃散實則失氣虛則遺溺名曰氣分氣分心下堅大如盤邊如旋杯水飲所作桂枝去芍藥加麻黄細辛附子湯主之

【校勘】

[1] 勞：周本作「榮」。

[2] 脇：《金匱要略·水氣病脉證并治》作「腸」。義長。

心下堅大如盤邊如旋盤水飲所作枳實朮湯主之

平黃疸寒熱瘧脈證第九

凡黃候其寸口脉近掌無脉口鼻冷並不可治脉沈渴欲飲水小便不利者皆發黃腹滿舌痿黃躁不得睡屬黃家

師曰病黃疸發熱煩喘胸滿口躁❶者以發病時火刼其汗兩熱所得然黃家所得從濕得之一身盡發熱而黃肚熱熱在裏當下之

師曰黃疸之病當以十八日爲期治之十日以上爲差反劇爲難治

又曰疸而渴者其疸難治疸而不渴者其疸可治發於陰部其人必嘔發於陽部其人振寒而發熱也

【校勘】

❶躁：仿宋本、吳本、周本、《金匱要略·黃疸病脈證并治》作「燥」。《釋名》：「躁，燥也。物燥乃動而飛揚也。」

師曰諸病黄家但利其小便假令脉浮當以汗解之宜桂枝加黄耆湯又男子黄小便自利當與小建中湯

黄疸腹滿小便不利而赤自汗出此為表和裏實當下之宜大黄黄蘗梔子芒消湯❶

黄疸病小便色不變欲自利腹滿而喘不可除熱熱除必噦噦者小半夏湯主之

夫病酒黄疸必小便不利其候❷心中熱足下熱是其證也

心中懊憹而熱不能食時欲吐名曰酒疸

酒黄疸者或無熱靖言了了腹滿欲吐鼻燥其脉浮者先吐之沉弦者先下之

酒疸心中熱欲嘔者吐之即愈

酒疸黄色心下結熱❸而煩

【校勘】

❶大黄黄蘗梔子芒消（硝）湯：《金匱要略·黄疸病脉證并治》作「大黄消（硝）石湯」。

❷候：仿宋本、周本、《金匱要略·黄疸病脉證并治》作「候」。形近致誤，當改。

❸熱：周本作「實」。

酒疸下之久久爲黑疸目青面黑心中如噉蒜虀狀大便正黑皮膚爪之不仁其脉浮弱雖黑微黄故知之

寸口脉微而弱微則惡寒弱則發熱當發不發骨節疼痛當煩不煩而極汗出趺陽脉緩而遲胃氣反強

少陰脉微微則傷精陰氣寒冷少陰不足穀氣反強飽則煩滿滿則發熱客熱消穀發已復❶飢熱則腹滿微則傷精穀強則瘦名曰穀寒熱

陽明病脉遲者食難用飽飽則發煩頭眩者必小便難此欲作穀疸雖下之腹滿如故所以然者脉遲故也

師曰❷寸口脉浮而緩浮則爲風緩則爲痺痺非中風四肢苦煩脾色必黄瘀熱以行

趺陽脉緊而數數則爲熱熱則消穀緊則爲寒食即滿也尺

【校勘】

❶復：仿宋本、周本作「腹」。義勝。

❷師曰：《金匱要略·黄疸病脉證并治》無「師曰」二字。

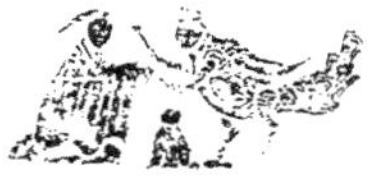

脉浮為傷腎趺陽脉緊為傷脾風寒相搏食穀則眩穀氣不消胃中苦濁濁氣下❶流小便不通陰被其寒熱流膀胱身體盡黃名曰穀疸

額上黑微汗出手足中熱薄暮則發膀胱急小便自利名曰女勞疸腹如水狀不治

黃家日晡所發熱而反惡寒此為女勞得之膀胱急少腹滿身盡黃額上黑足下熱因作黑疸其腹脹如水狀大便必黑時溏此女勞之病非水也腹滿者難治消石礬石散主之

夫瘧脉自弦也弦數者多熱弦遲者多寒弦小緊者可下之弦遲者可溫藥❷若脉緊數者❸可發汗針灸之浮大者吐之脉弦數者風發也以飲食消息止之

瘧病結為癥瘕名曰瘧母鱉甲煎圓主之

【校勘】

❶下：周本作「不」。

❷藥：《金匱要略·瘧病脉證并治》作「之」。

❸若脉緊數者：《金匱要略·瘧病脉證并治》作「弦緊者」。

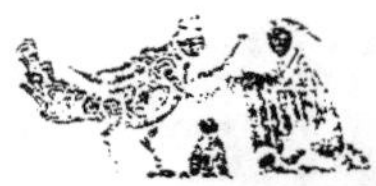

瘧但見熱者温瘧也其脉平身無寒但熱骨節疼煩時嘔朝發暮解暮發朝解❶名曰温瘧白虎加桂枝湯主之

瘧多寒者牡瘧也蜀漆散主之

平胷痹心痛短氣賁豚脉證第十

師曰夫脉當取太過與❷不及陽微陰弦則胷痹而痛所以然者責其極虚也今陽虚知在上焦所以胷痹心痛者以其脉陰弦故也

胷痹之病喘息欬唾胷背痛短氣寸口脉沉而遲關上小緊數者栝樓薤白白酒湯主之

平人無寒熱短氣不足以息者實也

賁豚病者從少腹起上衝咽喉發作時❸欲死復❹止皆從驚❺得其氣上衝胷腹痛及往來寒熱賁豚湯主之

【校勘】

❶朝發暮解暮發朝解：《金匱要略·瘧病脉證并治》無此八字。

❷與：《金匱要略·胸痹心痛短氣病脉證治》無「與」字。

❸時：《金匱要略·奔豚氣病脉證治》無。

❹復：《金匱要略·奔豚氣病脉證治》「復」下有「還」字。

❺驚：《金匱要略·奔豚氣病脉證治》「驚」下有「恐」字。

師曰病有奔豚有吐膿有驚怖有火邪此四部病皆從驚發得之

平腹滿寒疝宿食脉證第十一

趺陽脉微弦法當腹滿不滿者必下部閉塞大便難兩胠疼痛此虛寒從下上也當以溫藥服之

病者腹滿按之不痛為虛痛者為實可下之舌黃未下者下之黃自去腹滿時減減❶復如故此為寒當與溫藥

趺陽脉緊而浮緊則為痛浮則為虛虛則腸鳴緊則堅滿雙脉弦而遲者必心下堅脉大而緊者陽中有陰也可下之

病腹中滿痛為實當下之

腹滿不減減不足言當下之❷

病腹滿發熱數十日脉浮而數飲食如故厚朴三物湯主之

腹滿痛厚朴七物湯主之

【校勘】

❶ 減：《金匱要略·腹滿寒疝宿食病脉證治》無「減」字。

❷ 之：《金匱要略·腹滿寒疝宿食病脉證治》「之」下有「宜大承氣湯」五字。

寸口脉遲而緩遲則爲寒緩則爲氣氣寒相搏轉絞而痛

寸口脉遲而濇遲爲寒濇爲無血

夫中寒家喜欠其人清涕出發熱色和者善嚏

中寒其人下利以裏虚也欲嚏不能此人肚中寒一作痛

夫瘦人繞臍痛必有風冷穀氣不行而反下之其氣必衝不衝者心下則痞

寸口脉弦者則脇下俱❶急而痛其人嗇嗇惡寒也

寸口脉浮而滑頭中痛趺陽脉緩而遲緩則爲寒遲則爲虚虚寒相搏則欲食温假令食冷則咽痛

寸口脉微尺中緊而濇緊則爲寒微則爲虚濇則血不足故知發汗而復下之也緊在中央知寒尚在此本寒氣何爲發汗復下之耶

【校勘】

❶ 俱：仿宋本、周本《金匱要略·腹滿寒疝宿食病脉證治》作「拘」，當改。

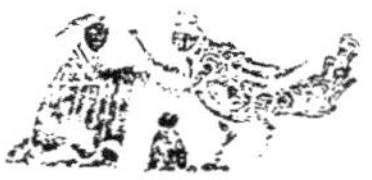

夫脈浮而緊❶乃弦狀如弓弦按之不移脈數弦者當下其寒

脇下偏痛❷其脈緊弦此寒也以溫藥下之宜大黃附子湯

寸口脈弦而緊弦則衛氣不行衛氣不行則惡寒緊則不欲食弦緊相搏則爲寒疝

趺陽脈浮而遲浮則爲風虛遲則爲寒疝寒疝繞臍痛若發則白汗出手足厥寒其脈沉弦者❸大烏頭湯❹主之

問曰人病有宿食何以別之師曰寸口脈浮大按之反澀尺中亦微而澀故知有宿食❺

寸口脈緊如轉索左右❻無常者有宿食

寸口脈緊即頭痛風寒或腹中有宿食不化

脈滑而數者實也有宿食當下之❼

下利不欲食者有宿食當下之❽

【校勘】

❶夫脈浮：《金匱要略·腹滿寒疝宿食病脈證治》作「其脈數」。

❷痛：《金匱要略·腹滿寒疝宿食病脈證治》「痛」下有「發熱」二字。

❸弦：《金匱要略·腹滿寒疝宿食病脈證治》作「緊」。

❹湯：《金匱要略·腹滿寒疝宿食病脈證治》作「煎」。

❺食：《金匱要略·腹滿寒疝宿食病脈證治》「食」下有「大承氣湯」。

❻左右：《金匱要略·腹滿寒疝宿食病脈證治》無「左右」二字。

❼當下之：《金匱要略·腹滿寒疝宿食病脈證治》作「下之愈，宜大承氣湯」。

❽之：《金匱要略·腹滿寒疝宿食病脈證治》「之」下有「宜大承氣湯」五字。

大下後六七日不大便煩不解腹滿痛此有燥屎也所以然者本有宿食故也

宿食在上管當吐之❶

平五藏積聚脉證第十二

問曰病有積有聚有繫氣❷繫一作穀下同何謂也師曰積者藏病也終不移聚者腑病也發作有時展轉痛移爲可治繫氣者脇下痛按之則愈❸愈復發爲繫氣夫病已愈不得復發今病復發即爲繫氣也❹

諸積大法脉來細而附骨者乃積也細一作結寸口積在胷中微出寸口積在喉中關上積在臍傍上關上積在心下微下關積在少腹尺積在氣街❺脉出在左積在左脉出在右積在右脉兩出積在中央各以其部處之

【校勘】

❶之：《金匱要略·腹滿寒疝宿食病脉證治》「之」下有「宜瓜蒂散」。

❷繫氣：《金匱要略·五臟風寒積聚病脉證并治》作「槃氣」。爲是。下同。

❸愈：《金匱要略·五臟風寒積聚病脉證并治》無「愈」字。

❹夫病……爲繫氣也：《金匱要略·五臟風寒積聚病脉證并治》無此數句。

❺氣街：《金匱要略·五臟風寒積聚病脉證并治》作「氣冲」。

診得肺積脈浮而毛按之辟易脇下氣逆背相引痛少氣善忘目瞑皮膚寒秋差夏劇主皮中時痛如蝨緣之狀甚者如針刺時癢其色白

診得心積脈沉而芤上下無常處病胸滿悸腹中熱面赤嗌乾心煩掌中熱甚即唾血主身瘛瘲主血厥夏差冬劇其色赤

診得脾積脈浮大而長飢則減飽則見䐜起與穀爭減心下累累如桃李起見於外腹滿嘔泄腸鳴四肢重足脛腫厥不能臥是主肌肉損其色黃

診得肝積脈弦而細兩脇下痛邪走心下足腫寒脇痛引少腹男子積疝女子瘕淋身無膏澤喜轉筋爪甲枯黑春差秋劇其色青

診得腎積脈沉而急苦脊與腰相引痛飢則見飽則減少腹

裏急口乾咽腫傷爛目䀮䀮骨中寒主髓厥善忘其色黑

寸口脉沈而横者脇下及腹中有横積痛其脉弦腹中急痛腰背痛相引腹中有寒疝瘕脉弦緊而微細者癥也夫寒痺癥瘕積聚之脉皆弦緊若在心下即寸弦緊在胃管即關弦緊在臍下即尺弦緊（一曰關脉弦長有積在臍左右上下也）

又脉癥法左手脉横癥在左右手脉横癥在右脉頭大者在上頭小者在下

又法横脉見左積在右見右積在左偏得洪❶實而滑亦爲積弦緊亦爲積爲寒痺爲疝痛内有積不見脉難治見一脉作一脇相應爲易治諸不相應爲不治

左手脉大右手脉小上病在左脇下病在左足

右手脉大左手脉小上病在右脇下病在右足

【校勘】

❶洪：周本作「横」。義勝。

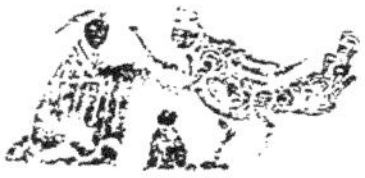

脉弦而伏者腹中有癥不可轉也必死不治

脉來細而沉時直者身有癰腫若腹中有伏梁

脉來小沉而實者胃中有積聚不下食食即吐

平驚悸衄吐下血胸滿瘀血脉證第十三

寸口脉動而弱動則為驚弱則為悸

趺陽脉微而浮浮則胃氣虚微則不能食此恐懼之脉憂迫所作也驚生病者其脉止而復來其人目睛不轉不能呼氣

寸口脉緊趺陽脉浮❶胃氣則虚

寸口脉緊寒之實也寒在上焦胸中必滿而噫胃氣虚者趺陽脉浮少陽脉緊心下必悸何以言之寒水相搏二氣相爭是以悸

脉得諸澀濡弱為亡血

【校勘】

❶浮：周本作「虚」。

寸口脉弦而大弦則爲减大則爲芤減則爲寒芤則爲虛寒虛相摶此名爲革婦人則半產漏下男子則亡血

亡血家不可攻其表汗出則寒慄而振

問曰病衄連日不止其脉何類師曰脉來輕輕在肌肉尺中自溢（一云尺脉浮）目睛暈黄衄必未止暈黄去目睛慧了知衄今止

師曰從春至夏發❶衄者太陽從秋至冬發衄者陽明

寸口脉微弱尺脉濇弱則發熱濇爲無血其人必厥微嘔夫厥當眩不眩而反頭痛痛爲實下虛上實必衄也

太陽脉大而浮必衄吐血

病人面無血色無寒熱脉沉弦者衄也

衄家不可發其汗汗出必額上促急而緊❷直視而不能眴不得眠

【校勘】

❶發：《金匱要略·驚悸吐血下血胸滿瘀血病脉證治》無「發」字。

❷促急而緊：《金匱要略·驚悸吐血下血胸滿瘀血病脉證治》作「陷脉緊急」。

脈浮弱手按之絕者下血煩欬者必吐血

寸口脈微而弱氣血俱虛男子則吐血女子則下血嘔吐汗出者爲可治

趺陽脈微而弱春以胃氣爲本吐利者爲可不者此爲有水氣其腹必滿小便則難

病人身熱脈小絕者吐血若下血婦人亡經此爲寒脈遲者胷上有寒悖[1]氣喜唾

脈有陰陽趺陽少陰脈皆微其人不吐下必亡血

脈沈爲在裏榮衛内結胷滿必吐血

男子盛大其脉陰陽微趺陽亦微獨少陰浮大必便血而失精設言淋者當小便不利

趺陽脈弦必腸痔下血

【校勘】

[1] 悖：仿宋本、吳本、周本并作「噫」。爲是。當改。

病人胸滿唇痿舌青口燥其人但欲漱水不欲嚥無寒熱脉微大來遲腹不滿其人言我滿爲有瘀血當汗出不出內結亦爲瘀血❶病者如熱狀煩滿口乾燥而渴其脉反無熱此爲陰伏是瘀血也當下之

下血先見血後見便此近血也❷先見便後見血此遠血也

平嘔吐噦下利脉證第十四

嘔而脉弱小便復利身有微熱見厥者難治

趺陽脉浮者胃氣虛寒氣在上憂氣❸在下二氣並爭但出不入其人即嘔而不得食恐怖而死寬緩即差

夫嘔家有癰膿者不可治嘔膿盡自愈

先嘔却渴者此爲欲解先渴却嘔者爲水停心下此屬飲家

嘔家本渴今反不渴者以心下有支飲也

【校勘】

❶ 當汗出不出内結亦爲瘀血：《金匱要略·驚悸吐血下血胸滿瘀血病脉證治》無此十一字。

❷ 也：《金匱要略·驚悸吐血下血胸滿瘀血病脉證治》「也」下有「赤小豆當歸散主之」。

❸ 憂氣：仿宋本、周本作「暖氣」，與上文「寒氣」爲對文。

問曰病人脉數數爲熱當消穀引食而反吐者何也
師曰以發其汗令陽微膈氣虛脉乃數數爲客熱不能消穀
胃中虛冷故吐也
陽緊陰數其人食已即吐陽浮而數亦爲吐
寸緊尺濇其人胷滿不能食而吐吐止者爲下之故不能食
設言未止者此爲胃反故尺爲之微濇也
寸口脉緊而芤緊則爲寒芤則爲虛虛寒相搏脉爲陰結而
遲其人則噎關上脉數其人則吐
脉弦者虛也胃氣無餘朝食暮吐變爲胃反寒在於上醫反
下之今脉反弦故名曰虛
趺陽脉微而濇微則下利濇則吐逆穀不得入也
寸口脉微而數微則無氣無氣則榮虛榮虛則血不足血不

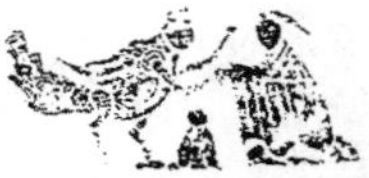

足則胷中冷趺陽脉浮而澀浮則爲虚澀則傷脾脾傷則不磨朝食暮吐暮食朝吐宿穀不化名曰胃反脉緊而澀其病難治

夫吐家脉來形狀如新卧起

病人欲吐者不可下之

嘔吐而病在膈上後思水者解急與之思水者猪苓散主之

噦而腹滿視其前後知何部不利利之即愈

夫六腑氣絶於外者手足寒上氣脚縮五藏氣絶於内者下利不禁下甚者手足不仁

下利脉沈弦者下重其脉大者爲未止脉微弱数者爲欲自止雖發熱不死

脉滑按之虚絶者其人必下利

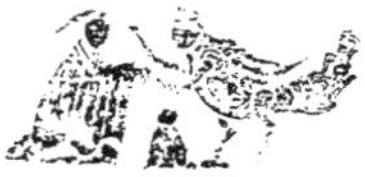

下利有微熱，其人渴❶，脉弱者，今自愈。

下利，脉數，若微發熱，汗自出者，自愈。設脉復緊，爲未解。

下利，寸脉反浮數，尺中自澀，其人必清膿血。

下利，手足厥，無脉，灸之不溫，若脉不還，反微喘者，死。

少陰負趺陽者，爲順也。

下利，脉數而浮❷（一作渴）者，今自愈。設不差，其人必清膿血，以有熱故也。

下利後，脉絶，手足厥冷，晬時脉還，手足溫者，生；脉不還者，死。

下利，脉反弦，發熱，身汗者，自愈。

下利氣❸者，當利其小便。

下利清穀，不可攻其表，汗出必脹滿。其藏寒者，當下之❹。

下利，脉沈而遲，其人面少赤，身有微熱。

【校勘】

❶其人渴：《金匱要略·嘔吐噦下利病脉證治》作「而渴」，連上句讀。

❷浮：《金匱要略·嘔吐噦下利病脉證治》作「渴」。

❸氣：吴本、楊本、周本作「熱」。

❹其藏寒者當下之：《金匱要略·嘔吐噦下利病脉證治》無此七字。仿宋本、吴本、周本「下」作「温」。

下利清穀，必鬱冒汗出而解，其人微厥。所以然者，其面戴陽，下虛故也。

下利腹脹滿，身體疼痛，先溫其裏，乃攻其表❶。

下利脈遲而滑者，實也，利未欲止，當下之❷。

下利脈反滑者，當有所去，下乃愈❸。

下利差，至其年月日時復發，此爲病不盡，當復下之❹。

下利而譫語者，爲有燥屎也，宜下之❺。

下利而腹痛滿，爲寒實，當下之。

下利腹中堅者，當下之。

下利後更煩，按其心下濡者，爲虛煩也❻。

下利後脈三部皆平，按其心下堅者，可下之❼。

下利脈浮大者，虛也，以強下之故也。設脈浮革，因爾腸鳴，當

【校勘】

❶ 表：《金匱要略·嘔吐噦下利病脈證治》「表」下有「溫裏宜四逆湯，攻表宜桂枝湯」十二字。

❷ 當下之：《金匱要略·嘔吐噦下利病脈證治》作「急下之，宜大承氣湯」。

❸ 愈：《金匱要略·嘔吐噦下利病脈證治》「愈」下有「宜大承氣湯」。

❹ 之：《金匱要略·嘔吐噦下利病脈證治》「之」下有「宜大承氣湯」五字。

❺ 宜下之：《金匱要略·嘔吐噦下利病脈證治》作「小承氣湯主之」。

❻ 也：《金匱要略·嘔吐噦下利病脈證治》「也」下有「梔子豉湯主之」六字。

❼ 可下之：《金匱要略·嘔吐噦下利病脈證治》作「急下之，宜大承氣湯」。

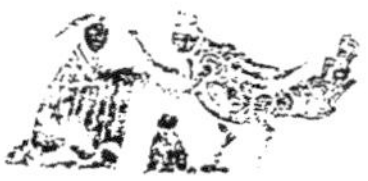

溫之

病者痿黃躁而不渴胃中寒實而下利不止者死

夫風寒下者不可下之下之後心下堅痛脉遲者爲寒但當溫之脉沉緊下之亦然脉大浮弦下之當已

平肺痿肺癰欬逆上氣淡飲脉證第十五

問曰熱在上膲者因欬爲肺痿肺痿之病從何得之

師曰或從汗出或從嘔吐或從消渴小便利數或從便難數被駃藥下利重亡津液故得之

寸口脉不出而反發汗陽脉早索陰脉不濇三焦踟躕入而不出陰脉不濇身體反冷其內反煩多唾脣燥小便反難此爲肺痿傷於津液便如爛瓜亦如豚腦但坐發汗故也

肺痿其人欲欬不得欬欬則出乾沫久久小便不利甚則脉

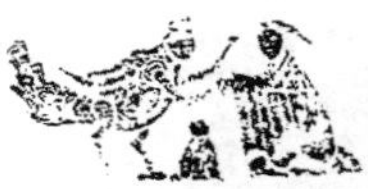

浮弱

肺痿吐涎沫而不欬者其人不渴必遺溺小便數所以然者以上虛不能制下❶也此爲肺中冷必眩多涎唾甘草乾姜湯以温其藏

師曰肺痿欬唾咽燥欲飲水者自愈自張口者短氣也

欬而口中自有津液舌上胎滑此爲浮寒非肺痿也

問曰寸口脉數其人欬口中反有濁唾涎沫者何也

師曰此爲肺痿之病若口中辟辟燥欬則胸中隱隱痛脉反滑數此爲肺癰

欬唾膿血脉數虛者爲肺痿脉數實者爲肺癰

問曰病欬逆脉之何以知此爲肺癰當有膿血吐之則死後竟吐膿死❷其脉何類

【校勘】

❶下：《金匱要略·肺痿肺癰咳嗽上氣病脉證治》「下」後有「故」字。

❷後竟吐膿死：《金匱要略·肺痿肺癰咳嗽上氣病脉證治》無此五字。

師曰：寸口脉微❶而數，微則爲風，數則爲熱；微則汗出，數則惡寒。風中於衛，呼氣❷不入；熱過於榮，吸而不出。風傷皮毛，熱傷血脉。風舍於肺，其人則欬，口乾喘滿，咽燥不渴，多唾濁沫，時時振寒。熱之所過，血爲凝滯，畜結癰膿，吐如米粥。始萌可救，膿成則死。

欬而胸滿，振寒，脉數，咽乾不渴，時時出濁唾腥臭，久久吐膿如粳米粥者，爲肺癰，桔梗湯主之。

肺癰胸滿脹，一身面目浮腫，鼻寒❸清涕出，不聞香臭酸辛，欬逆上氣，喘鳴迫塞，葶藶大棗瀉肺湯主之。

寸口脉數，趺陽脉緊，寒熱相搏，故振寒而欬。趺陽脉浮緩，胃氣如經，此爲肺癰。

問曰：振寒發熱，寸口脉滑而數，其人飲食起居如故，此爲癰

【校勘】

❶微：《醫宗金鑒》卷十九按：「脉微之三微字，當是三浮字。微字文氣不屬，必是傳寫之訛」。

❷氣：吴本、周本作「吸」。

❸寒：仿宋本、吴本、周本作「塞」。形近致誤，當改。

腫病醫反不知，而以傷寒治之，應不愈也。何以知有膿？膿之所在，何以別知其處？
師曰：假令膿在胸中者，為肺癰。其人脈數，欬唾有膿血。設膿未成，其脈自緊數，緊去但數，膿為已成也。
夫病吐血，喘欬上氣，其脈數，有熱，不得臥者，死。上氣，面浮腫，肩息，其脈浮大，不治。又加利，尤甚。上氣躁而喘者，屬肺脹，欲作風水，發汗則愈。（一云：欬而上氣，肺脹，其脈沉，心下有水氣也。要略、千金、外臺沉作浮）
夫酒客欬者，必致吐血，此坐極飲過度所致也。
欬家脈弦，為有水，可與十棗湯下之。欬而脈浮，其人不欬❶不食，如是四十日乃已（一云三十日）。
欬而時發熱，脈卒弦者，非虛也，此為胸中□□□❷致也，當吐之。
欬家其脈弦，欲行吐藥，當相人強弱，而無熱，乃可吐之。其脈沉者，不可發汗。久欬數歲，其

【校勘】
❶咳：周本作「渴」。
❷□□□：三字漫漶，何本、吳本作「寒實所」。

脉弱者可治實大數者不可治❶其脉虛者必苦冒其人本有支飲在胷中故也治屬飲家

問曰夫飲有四何謂也師曰有淡飲（一云留飲）有懸飲有溢飲有支飲問曰四飲何以爲異師曰其人素盛今瘦水走腸間瀝瀝有聲謂之淡飲飲後水流在脇下欬唾引痛謂之懸飲飲水流行歸於四肢當汗出而不汗出身體疼重謂之溢飲欬逆倚息短氣不得卧其形如腫謂之支飲

留飲者脇下痛引缺盆欬嗽轉盛❷（一云輒已）

胷中有留飲其人短氣而渴四肢歷節痛其脉沉者有留飲

夫心下有留飲其人背寒冷大如手

病者脉伏其人欲自利利者反快雖利心下續堅滿此爲留飲欲去故也甘遂半夏湯主之

【校勘】

❶不可治：《金匱要略·痰飲咳嗽病脉證并治》作「死」。

❷轉盛：《金匱要略·痰飲咳嗽病脉證并治》作「則輒已」。

病淡飲者當以溫藥和之

心下有淡飲胷脇支滿目眩甘草（草一作遂）湯❶主之

病溢飲者當發其汗小青龍湯主之❷

支飲亦喘而不能臥加短氣其脉平也

膈間支飲其人喘滿心下痞堅面色黧黑其脉沈緊得之數十日醫吐下之不愈木防已湯主之

心下有支飲其人苦冒眩澤瀉湯主之

嘔家本渴渴者為欲解今反不渴心下有支飲故也小半夏湯主之

夫有支飲家欬煩胷中痛者不卒死至一百日或一歲可與十棗湯

膈上之病❸滿喘欬吐發則寒熱背痛腰疼目泣自出（目泣自出一作

【校勘】

❶甘草湯：《金匱要略·痰飲咳嗽病脉證并治》作「苓桂术甘湯」。

❷小青龍湯主之：《金匱要略·痰飲咳嗽病脉證并治》作「大青龍湯主之，小青龍湯亦主之」。

❸之病：《金匱要略·痰飲咳嗽病脉證并治》作「病痰」。

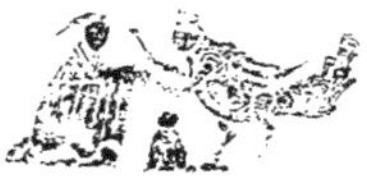

目眩其人振振身瞤劇，必有伏飲。

夫病人飲水多，必暴喘滿。凡食少飲多，心下水停，甚者則悸，微者短氣。

脉雙弦者，寒也，皆大下後喜虛。脉偏弦者，飲也。肺飲不弦，但喜❶喘短氣。

病人一臂不隨，時復轉移在一臂，其脉沉細，非風也，必有飲在上膲。其脉虛者，爲微勞，榮衛氣不周故也，久久自差（一云久久自差）。

腹滿，口苦❷乾燥，此腸間有水氣也，防己椒目葶藶大黄丸主之。

假令瘦人臍下悸，吐涎沫而癲眩者，水也，五苓散主之。

先渴却嘔，爲水停心下，此屬飲家，半夏加茯苓湯主之。

水在心，心下堅築，短氣，惡水不欲飲。水在肺，吐涎沫，欲飲水。水在脾，少氣身重。水在肝，脇下支滿，嚏而痛。水在腎，心下悸。

【校勘】

❶喜：《金匱要略・痰飲咳嗽病脉證并治》作「苦」。

❷苦：周本作「舌」。

並此句是大字

平癰腫腸癰金瘡侵淫脉證第十六

脉數身無熱內有癰也（一云腹无積聚身体一本作无熱脉數此為腸有膿意或附子敗醬湯主之）

諸浮數脉應當發熱而反洒淅惡寒若有痛處當發其癰

脉微而遲必發熱弱而數為振寒當發癰腫

脉浮而數身體無熱其形嘿嘿胷中微躁（一作胃中微燥）不知痛之所在此人當發癰腫

脉滑而數數則為熱滑則為實滑則主榮數則主衛榮衛相逢則結為癰熱之所過則為膿也

師曰諸癰腫欲知有膿與無膿以手掩腫上熱者為有膿不熱者為無膿

問曰官羽林婦病醫脉之何以知婦人腸中有膿為下之則愈師曰寸口脉滑而數滑則為實數則為熱滑則為榮數則

爲衛數下降榮滑上昇榮衛相干血爲濁敗少腹痞堅小便或澀或時汗出或復惡寒膿爲已成設脉遲緊聚爲瘀血血下❶則愈

腸癰之爲病其身體甲錯腹皮一作支急按之濡如腫狀腸癰者少腹腫❷按之則痛小便數如淋時時發熱自汗出復惡寒其脉遲緊者膿未成可下之當有血脉洪數者膿已成不可下也大黃牡丹湯主之

問曰寸口脉微❸而澀法當亡血若汗出設不汗者云何

荅曰若身有瘡被刀器所傷亡血故也

侵淫瘡從口起流向四肢者可治從四肢流來入口者不可治之

【校勘】

❶血下：周本作「下之」。

❷腫：《金匱要略·瘡癰腸癰浸淫病脉證并治》「腫」下有「痞」字。

❸微：《金匱要略·瘡癰腸癰浸淫病脉證并治》「微」上有「浮」字。

新刊王氏脉經卷第八

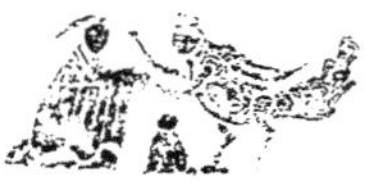

新刊王氏脉經卷第九

朝散大夫守光禄卿直秘閣判登聞檢院上護軍臣林億　等類次

平妊娠分别男女將產諸證第一

脉平而虚者乳子法也經云陰搏陽别謂之有子此是血氣和調陽施陰化也診其手少陰脉動甚者妊子也少陰心脉也心主血脉又腎名胞門子户尺中腎脉也尺中之脉按之不絶法妊娠也三部脉沉浮正等按之無絶者有娠也妊娠初時寸微小呼吸五至三月而尺數也脉滑疾重以手按之散者胎已三月也脉重手按之不散但疾不滑者五月也婦人妊娠四月欲知男女法左疾爲男右疾爲女俱❶疾爲生二子

又法得太陰脉爲男得太陽脉爲女太陰脉沉太陽脉浮

又法左手沉實爲男右手浮大爲女左右手俱沉實猥生二男左右手俱浮大猥生二女

又法尺脉左偏大爲男右偏大爲女左右俱大產二子大者如

【校勘】

❶俱：《病源》卷四十一《妊娠候》「俱」上有「左右」二字。

[illegible]狀

又法左右尺俱浮爲產二男不爾則女作男生左右尺俱沉爲產二女不爾則男作女生也

又法遣妊娠人面南行還復呼之左廻首者是男右廻首者是女也

又法看上圊時夫從後急呼之左廻首是男右廻首是女也

又法婦人妊娠其夫左乳房有核是男右乳房有核是女也

婦人懷娠離經其脉浮設腹痛引腰脊爲今欲生也但離經者不病也

又法婦人欲生其脉離經夜半覺❶日中則生也

平妊娠胎動血分水分吐下腹痛證第二

婦人懷胎一月之時足厥陰脉養二月足少陽脉養三月手心

【校勘】

❶覺：《千金要方》卷二《妊娠惡阻》「覺」下有「痛」字。

主脉養四月手少陽脉養五月足太陰脉養六月足陽明脉養七月手太陰脉養八月手陽明脉養九月足少陰脉養十月足太陽脉養諸陰陽各養三十日活兒手太陽少陰不養者下主月水上爲乳汗❶活兒養母懷娠者不可灸刺其經必墮胎

婦人懷娠三月而渴其脉反遲者欲爲水分復腹痛者必墮胎

○脉浮汗出者必閉其脉數者必發癰膿五月六月脉數者必向壞❷脉緊者必胞漏❸脉遲者必腹滿而喘脉浮者必水壞爲腫

○問曰有一婦人年二十所其脉浮數發熱嘔欬時下利不欲食脉復浮經水絶何也師曰法當有娠何以故此虛家法當微弱而反浮數此爲戴陽陰陽和合法當姙娠到立秋熱當自去何以知然數則爲熱熱者是火火是木之子死於未未爲六月位土王火休廢陰氣生秋節氣至火氣當罷熱自除去其病即愈

【校勘】

❶汗：应作「汁」，形近而誤，據仿宋本、吴本、楊本、周本改。

❷向壞：廖本作「内壞」；《病源》卷四十一《妊娠候》作「向懷」。

❸胞漏：周本作「胞滿」；《病源》卷四十一《妊娠候》作「胞阻」。

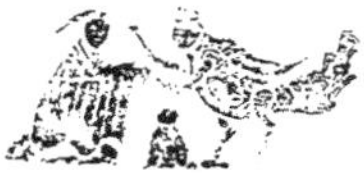

師曰：乳後三月有所見，後三月來脉無所見，此便是軀。有兒者護之，恐病利也。何以故？懷妊陽氣內養，乳中虛冷，故令兒利。

婦人懷娠六月七月，脉弦發熱，其胎踰❶腹，腹痛惡寒，寒者小腹如扇之狀。所以然者，子藏閉❷故也，當以附子湯溫其藏。

婦人妊娠七月，脉實大牢強者生，沉細者死。

婦人妊娠八月，脉實大牢強弦緊者生，沉細者死。

婦人懷軀六月七月，暴下斗餘水，其胎必倚而墮，此非時孤漿預下故也。

師曰：寸口脉洪而濇，洪則爲氣，濇則爲血，氣動丹田，其形即溫，濇在於下，胎冷若冰，陽氣胎活，陰氣必終，欲別陰陽，其下必殭，假令陽終，畜然若杯。

問曰：婦人妊娠病，師脉之，何以知此婦人雙胎，其一獨死，其一

【校勘】

❶踰（逾）腹：《金匱要略·婦人妊娠病脉證并治》作「愈脹」。

❷閉：仿宋本、吴本、楊本、周本、《金匱要略·婦人妊娠病脉證并治》作「開」。

獨生而爲下其死者其病即愈然後竟免軀其脉何類何以別之

○師曰寸口脉衛氣平調榮氣緩舒陽施陰化精盛有餘陰陽俱盛故成❶雙軀今少陰微緊血即濁凝經養不周胎則偏夭少腹冷滿膝臏疼痛腰重起難此爲血理❷若不早去害母失胎

師曰婦人有胎腹痛其人不安若胎病不長欲知生死令人摸之如覆杯者則男如肘頭參差起者女也冷在何面冷者爲死溫者爲生

師曰婦人有漏下者有中生❸後因續下血都不絕者有妊娠下血者假令妊娠腹中痛爲胞漏❹一云阻 膠艾湯主之

婦人妊娠經斷三月而得漏下下血四十日不止胎欲動在於臍上❺此爲❻妊娠六月動者前三月經水利時胎也下血者後斷三月衃也所以下血不止者其癥不去故也當下其癥宜桂枝

【校勘】

❶成：吳本、周本作「知」。

❷理：周本作「痹」。

❸中生：周本作「半生」，形近致誤，當改正；《金匱要略·婦人妊娠病脉證并治》作「半産」，義同。

❹漏：《金匱要略·婦人妊娠病脉證并治》作「阻」。

❺上：周本作「下」。

❻爲：《金匱要略·婦人妊娠病脉證并治》「爲」下有「癥痼害」，於義爲順，當補。

伏苓圓

問曰婦人病經水斷一二月而反經來今脉反微濇何也師曰此前月中若當下利故令妨經利止月經當自下此非軀也

婦人經自斷而有軀其脉反弦恐其後必大下不成軀也

婦人懷軀七月而不可知時時衄血而轉筋者此為軀也衄時嚏而動者非軀也

脉來近去遠故曰反以為有軀而反斷此為有陽無陰故也

婦人經月下但為微少師脉之反言有軀其後審然其脉何類何以別之師曰寸口脉陰陽俱平榮衛調和按之滑浮之則輕陽明少陰各如經法身反洒淅不欲食飲頭痛心亂嘔噦欲吐呼則微數吸則不驚陽多氣溢陰滑氣盛滑則多實六經養成所以月見陰見陽精汁凝胞散散者損墮設復陽盛雙妊二胎

令陽不足故令激經也

婦人姙娠小便難飲❶如故當歸貝母苦參圓主之

婦人姙娠有水氣身重小便不利洒洒惡寒起即頭眩葵子茯苓散主之

婦人姙娠宜服當歸散即易產無疾苦

師曰有一婦人來診（一作脉）自道經斷不來師言一月為衃二月為血三月為居經是定作軀也或為血積譬如雞乳子熱者為禄寒者多濁且當須後月復來經當入月幾日來假令以七日所來因言且須後月十日所來相間❷設其主復來者因脉之脉反沈而濇因間曾經半生若漏下亡血者定為有軀其人言实有宜是當護之今經微弱恐復不安設言當奈何當為合藥以治之

【校勘】

❶飲：《金匱要略·婦人妊娠病脉證并治》作「飲食」二字。

❷間：仿宋本、吴本、周本作「問」。

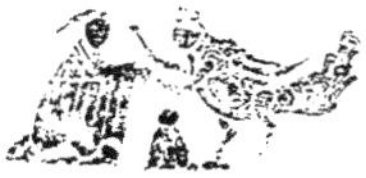

師曰：有一婦人來診，自道經斷即去❶。師曰：一月血爲閉，二月若有若無，三月爲血積，譬如雞伏子，中寒即濁，中熱即祿。欲令胎壽，當治其母。俠寒懷子，命則不壽也。譬如雞伏子，試取雞一毛拔去，覆子不遍，中寒者濁。今夫人有軀，少腹寒，手掌反逆，奈何得有軀？婦人因言：當奈何？師曰：當與溫經湯。設與夫家俱來者，有軀；與父母家俱來者，當言寒多，久不作軀。

師曰：有一婦人來診，因言陰陽俱和調，陽氣長，陰氣短，但出不入，去近來遠，故曰反。以爲有軀，偏反血斷，斷來幾日，假令審實者，因言急當治，恐經復下。設令宮中人，若寡婦無夫，曾夜夢寐交通，邪氣或懷久作癥瘕，急當治下，服二湯。設復不愈，因言發湯當中，下胎而反不下，此何等意邪？可使且將視赤烏。一作赤馬。

師曰：若宮里張氏不差，復來相問。臣億等詳此文理脫誤不屬，无本可校，以示闕疑。餘皆倣此。

【校勘】
❶即去：周本作「脉之」。

於此

師曰：脉婦人得平脉，陰脉小弱，其人渴，不能食，無寒熱，名爲軀❶，桂枝❷主之。法六十日當有娠❸。設有醫治逆者，却一月加吐下者，則絶之。方在傷寒中。

婦人脉平而虚者，乳子法也。平而微者，實❹奄續法也。而反微濇，其人不亡血下利，而反甚其脉虚，但坐乳大兒及乳小兒，此自其常，不能令甚虚竭，病與亡血虚等，必眩冒而短氣也。

師曰：有一婦人好裝衣來診，而得脉濇，因問曾乳子下利，乃當得此脉耳。曾半生漏下者，可設不者，經斷三月六月。設乳子漏下，可爲奄續斷，小兒勿乳，須利止復來相問脉之。以上俱有脱誤

師曰：寸口脉微遲，尺微於寸，寸遲爲寒，在上膲，但當吐耳。今尺反虚，復爲强下之，如此發胷滿而痛者，必吐血，少腹痛，腰脊痛

【校勘】

❶爲軀：《金匱要略·婦人妊娠病脉證并治》作「妊娠」。義近。軀，身孕。《三國志》：「其母懷軀，陽氣内養。」

❷桂枝：《金匱要略·婦人妊娠病脉證并治》作「桂枝湯」。

❸娠：《金匱要略·婦人妊娠病脉證并治》作「此證」。

❹者實：仿宋本、吴本、周本作「實者」。當乙正。

者必下血師曰寸口脉微而弱氣血俱虛若下血嘔吐汗出者可不者趺陽脉微而弱春以胃氣爲本吐利者可不者此爲水氣其腹必滿小便則難

婦人常嘔吐而胃反若常喘（一作多唾）其經又斷設來者必少

師曰有一婦人年六十所經水常自下設久得病利少腹堅滿者爲難治

師曰有一婦人來診言經水少不知❶前者何也師曰曾更下利若汗出小便利者可何以故師曰亡其津液故令經水少設經下反多於前者當所苦困當言恐大便難身無復汗也

師曰寸口脉沉而遲沉則爲水遲則爲寒寒水相搏趺陽脉伏水穀不化脾氣衰則鶩溏胃氣衰則身體腫少陽脉卑❷少陰脉細男子則小便不利婦人則經水不通經爲血血不利則爲水

【校勘】

❶知：仿宋本、周本作「如」。形近而誤，當改。

❷卑：周本作「革」。

名曰血分（一作水分）

師曰寸口脉沉而數數則爲出沉則爲入出則爲陽實入則爲陰結趺陽脉微而弦微則無胃氣弦則不得息少陰脉沉而滑沉則爲在裏滑則爲實沉滑相摶血結胞門其藏不寫經絡不通名曰血分

問曰病有血分何謂也師曰經水前斷後病水名曰血分此病爲難治

問曰病有水分何謂也師曰先病水後經水斷名曰水分此病易治何以故去水其經自當下

脉濡而弱弱反在關濡反在巔遲在上緊在下遲則爲寒名曰渾陽濁則濕名曰霧緊則陰氣慄脉反濡弱濡則中濕弱則中寒寒濕相摶名曰痹腰脊骨節苦煩肌爲不仁此當爲痹而反

懷軀遲歸經體重，以下脚爲胕腫，按之没指，腰冷不仁，此爲水懷。喘則倚息，小便不通，緊脉爲嘔，血氣無餘，此爲水分，榮衛乖亡，此爲非軀。

平産後諸病鬱冒中風發熱煩嘔下利證第三

問曰：新産婦人有三病，一者病痓❶（亦作痙），二者病鬱冒，三者大便難，何謂也？師曰：新産亡❷血虛，多汗出，喜中風，故令病痓。何故鬱冒？師曰：亡血復汗，寒多，故令鬱冒。何故大便難？師曰：亡津液，胃燥，故大便難。産婦鬱冒，其脉微弱，嘔不能食，大便反堅，但願❸汗出。所以然者，血虛而厥，厥而必冒。冒家欲解，必大汗出。以血虛下厥，孤陽上出，故但願汗出。所以生婦喜汗出者，亡陰血虛，陽氣獨盛，故當汗出，陰陽乃復。所以便堅者，嘔不能食也。小柴胡湯主之。病解能食，七八日而更發熱者，此爲胃熱氣實，承氣湯

【校勘】

❶ 痓：《金匱要略·婦人産後病脉證治》作「痙」。後同。

❷ 亡：《金匱要略·婦人産後病脉證治》無「亡」字。

❸ 願：仿宋本、吴本、周本作「頭」，爲是，當改。後同。

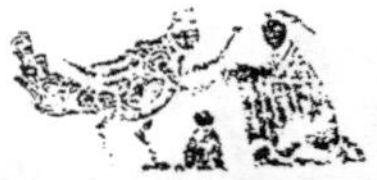

主之方在傷寒中

婦人産得❶風續之數十日不解頭微痛惡寒時時有熱心下堅❷乾嘔汗出雖久陽旦證續在可與陽旦❸方在傷寒中桂枝是也

○婦人産後中風發熱面正赤喘而頭痛竹葉湯主之

婦人産後腹中㽲痛可與當歸羊肉湯❹

師曰産婦腹痛煩滿不得臥法當枳實芍藥散主之假令不愈者此爲腹中有乾血著臍下與下瘀血湯

婦人産後七八日無太陽證少腹堅痛此惡露不盡不大便四五日❺趺陽脉❻微實再倍其人發熱日晡所煩燥者不能食讝語利之則愈宜承氣湯以熱在裏結在膀胱也方在傷寒中

婦人産❼中虛煩亂嘔逆安中益氣竹皮大圓主之

婦人熱利重下新産虛極白頭翁加甘草湯主之千金方又加阿膠

【校勘】

❶得：《金匱要略·婦人産後病脉證治》作「後」。爲是。

❷堅：《金匱要略·婦人産後病脉證治》作「悶」。

❸陽旦：《金匱要略·婦人産後病脉證治》「陽旦」下有「湯」字。

❹湯：《金匱要略·婦人産後病脉證治》「湯」下有「主之，亦主經水不利」八字。

❺四五日：《金匱要略·婦人産後病脉證治》無此三字。

❻趺陽脉：《金匱要略·婦人産後病脉證治》作「切脉」。

❼産：《金匱要略·婦人産後病脉證治》作「乳」。

平帶下絶產無子亡血居經證第四

師曰：婦人帶下六極之病，脉浮則爲腸鳴腹滿，緊則爲腹中痛，數則爲陰中癢痛❶，則生瘡，弦則陰疼掣痛。

師曰：帶下有三門，一曰胞門，二曰龍門，三曰玉門。已產屬胞門，未產屬龍門，未嫁女屬玉門。

問曰：未出門女有三病，何謂也？師曰：一病者，經水初下，陰中熱，或有當風，或有扇者；二病者，或有以寒水洗之；三病者，或見丹下❷，驚怖得病，屬帶下。

師曰：婦人帶下，九實中事。假令得鼠乳之病，劇易，當劇有期，當庚辛爲期，餘皆倣此。疑有脫誤

問曰：有一婦人，年五十所，病但苦背痛，時時腹中痛，少食多厭，喜䐜脹，其脉陽微，關尺小緊，形脉不相應，願知所說。師曰：當問

【校勘】

❶ 痛：仿宋本、周本作「洪」。爲是，當改。

❷ 丹下：《病源》卷三十七《帶下候》作「月水初下」。義同。

病者飲食何如假令病者言我不欲飲食聞穀氣臭者病爲在上膲假令病者言我少多爲欲食不食亦可病爲在中膲假令病者言我自飲食如故病爲在下膲爲病屬帶下當以帶下治之

婦人帶下經水不利少腹滿痛經一月再見土瓜根散主之

婦人帶下脉浮惡寒漏下者不治

師曰有一婦人將一女子年十五所來問診言女年十四時經水自下今經反斷其母言恐怖師曰言此女爲是夫人親女非耶若親者當相爲說之婦人因荅言自是女爾師曰所以問者無他夫人年十四時亦以經水下所以斷此爲避年勿怪後當自下疑有脫誤

婦人少腹冷惡寒久年少者得之此爲無子年大者得之絶産

師曰：脉微弱而澀，年少得此爲無子，中年得此爲絶産。

師曰：少陰脉浮而緊，緊則疝瘕，腹中痛，半産而墮傷；浮則亡血，絶産惡寒。

師曰：肥人脉細，胞有寒，故令少子。其色黄者，胸上有寒。

婦人少腹磙音衮磊力罪切轉痛，而復自解，發作無常，經反斷，膀胱中結堅急痛，下引陰中，氣衝者，久必兩脇拘急。

問曰：婦人年五十所，病下利數十日不止，暮則發熱，少腹裏急痛❶，腹滿，手掌熱❷，唇口乾燥，何也？師曰：此病屬帶下。何以故？曾經半産，瘀血在少腹中不去。何以知之？其證唇口乾燥，故知之。當與溫經湯。

問曰：婦人病下利，而經水反斷者，何也？師曰：但當止利，經自當下，勿怪。所以利不止而血❸斷者，但下利亡津液，故經斷。利止津

【校勘】

❶ 痛：《金匱要略·婦人雜病脉證并治》無「痛」字。

❷ 熱：《金匱要略·婦人雜病脉證并治》作「煩熱」。

❸ 血：仿宋本、吴本、周本作「經」，與下文「經斷」合。爲是。當改。

液復經當自下
婦人血下咽乾而不渴其經必斷此榮不足本自有微寒故不
引飲渴而引飲者津液得通榮衛自和其經必復下
師曰寸口脉微而濇微則衛氣不足濇則血氣無餘衛不足其
息短其形燥血不足其形逆榮衛俱虛言語謬誤趺陽脉浮❶而
濇❷濇則胃氣虛虛則短氣咽燥而口苦胃氣❸濇則失液少陰脉
微而遲微則無精遲則陰中寒濇則血不來此爲居經三月一
來
師曰脉微血氣俱虛年少者亡血也乳子下利爲可不者此爲
居經三月一來
問曰婦人姙娠三月師脉之言此婦人非軀今月經當下其脉
何類何以別之師曰寸口脉衛浮而大榮反而弱浮大則氣強

【校勘】
❶浮：周本作「微」。
❷濇：周本作「微」。
❸氣：周本作「熱」。

反弱則少血孤陽獨呼陰不能吸二氣不停衛降榮竭陰爲積寒陽爲聚熱陽盛不潤經絡不足陰虛陽往一作實故令少血時發洒淅咽燥汗出或溲稠數多唾涎沫此令重虛津液漏泄故知非軀畜煩滿血月禀一經三月一來陰盛則瀉名曰居經

問曰婦人年五十所一朝而清血二三日不止何以治之師曰此婦人前絕生經水不下今反清血此爲居經不須治當自止經水下常五日止者五日愈

婦人月經一月再來者經來其脈欲自知❶常而反微不利不汗出者其經二月必來疑有脫誤

平鬱冒五崩漏下經閉不利腹中諸病證第五

問曰婦人病經水適下而發其汗則鬱冒不知人何也師曰經水下故爲裏虛而發其汗爲表復虛此爲表裏俱虛故令鬱冒

【校勘】

❶知：仿宋本、吴本、周本作「如」，形近致誤，當改。

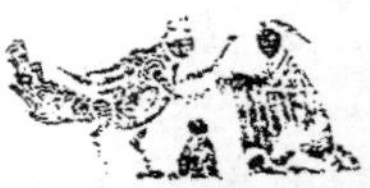

也

問曰婦人病如癲疾鬱冒一日二十餘發師脉之反言帶下皆如師言其脉何類何以別之師曰寸口脉濡而緊濡則陽氣微緊則榮中寒陽微衛氣虛血竭凝寒陰陽不和邪氣舍於榮衛疾（疾一作候）起年少時經水來以合房室移時過度精感命門開經下血虛百脉皆張中極感陽動微風激成寒因虛舍榮衛冷積於丹田發動上衝奔在胷膈津液擁口入涎唾涌溢出眩冒狀如厥氣衝髀裏熱粗醫名爲癲灸之因大劇

問曰婦人病苦氣上衝胷眩冒吐涎沫髀裏氣衝熱師脉之不名帶下其脉何類何以別之師曰寸口脉沉而微沉則衛氣伏微則榮氣絶陽伏則爲疹陰絶則亡血病當小便不利津液閉塞今反小便通微汗出沉變爲寒欬逆嘔沫其肺成癱津液竭

少亡血損經絡因寒爲氣[1]厥手足苦痺氣從丹田起上至胷脇沈寒怫鬱於上胷中窒塞氣歷陽部面翕如醉形體似肥此乃浮虛醫反下之長針復重虛榮衛久發眩冒故知爲血厥也

問曰五崩何等類師曰白崩者形如涕赤崩者形如絳津黄崩者形如爛瓜青崩者形如藍色黑崩者形如衃血也

師曰有一婦人來脉反得微濇法當吐若下利而言不因言夫人年幾何夫人年七七四十九經水當斷反至今不止以故致此虛也

寸口脉弦而大弦則爲減大則爲芤減則爲寒芤則爲虛寒虛相搏脉則爲革婦人則半産漏下旋復花湯主之

婦人陷經漏下黑不解膠薑湯主之

婦人經水不利抵當湯主之在傷寒中

【校勘】

[1] 氣：仿宋本、吴本、周本作「血」，義長。

婦人經水閉不利藏堅僻不止中有乾血下白物礬石圓主之

婦人腹中諸疾痛當歸芍藥散主之一云治懷娠腹中疼痛

婦人腹中痛小建中湯主之方在傷寒中一云腹中痛小便利理中湯主之

平咽中如有炙腐❶喜悲熱入血室腹滿證第六

婦人咽中如有炙腐狀半夏厚朴湯主之

婦人藏燥❷喜悲傷欲哭象如神靈所以❸數欠甘草小麥湯❹主之

婦人中風發熱惡寒經水適來得之七八日熱除脉遲身涼❺胷脇下❻滿如結胷狀其人譫語此為熱入血室當刺期門隨其虛❼實而取之

婦人中風七八日續有寒熱發作有時經水適斷者此為熱入血室其血必結故使如瘧狀發作有時小柴胡湯主之方在傷寒中

【校勘】

❶ 腐：《金匱要略·婦人雜病脉證并治》作「臠」。形近而誤，當改正。下一個「臠」字同。

❷ 燥：《金匱要略》卷下《婦人雜病脉證并治》作「躁」，義長。

❸ 以：仿宋本、吴本、周本、《金匱要略·婦人雜病脉證并治》作「作」。爲是，當改正。

❹ 甘草小麥湯：《金匱要略·婦人雜病脉證并治》作「甘麥大棗湯」。

❺ 涼：《金匱要略·婦人雜病脉證并治》「涼」下有「和」字。

❻ 脇下：周本作「膈下」；《金匱要略·婦人雜病脉證并治》無「下」字。

❼ 隨其虛：《金匱要略·婦人雜病脉證并治》無「隨其虛」三字。

婦人傷寒發熱，經水適來，晝日了了，暮則譫語，如見鬼狀，此爲熱入血室。無犯胃氣若上二膲，必當自愈。（二字疑）

陽明病，下血而譫語，此爲熱入血室。但頭汗出者，當刺期門，隨其實而寫之，濈然汗出者則愈。

婦人少腹滿如敦敦狀，（要畧云：滿而熱）小便微難而不渴，生後（生後疑）者，此爲水與血并結在血室，大黃甘遂湯主之。

平陰中寒轉胞陰吹陰生瘡脫下證第七

婦人陰寒，溫中❶坐藥，蛇床子散主之。

婦人著坐藥，強下其經，目眶爲痛，足跟難以踐地，心中狀如懸。

○問曰：有一婦人病，飲食如故，煩熱不得臥，而反倚息者，何也？師曰：得病❷轉胞，不得溺也。何以故？師曰：此人故肌盛，頭舉身滿，今反羸瘦，頭舉中空感（一作減），胞系了戾，故致此病，但利小便則

【校勘】

❶中：《金匱要略·婦人雜病脉證并治》作「陰中」，文義更完整。

❷得病：周本作「此病」，《金匱要略·婦人雜病脉證并治》作「此名」。於義爲順。

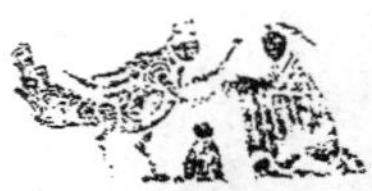

愈宜服腎氣圓以中有茯苓故也方在虚勞中

師曰脉得浮緊法當身軀疼痛設不痛者當射云何因當射言若腸中痛腹中鳴欬者因失便婦人得此脉者法當陰吹

師曰寸口脉浮而弱浮則爲虚弱則無血浮則短氣弱則有熱而自汗出趺陽脉浮而濇浮則氣滿濇則有寒喜噫呑酸其氣而下少腹則寒少陰脉弱而微微則少血弱則生風微弱相搏陰中惡寒胃氣下泄吹而正喧

師曰胃氣下泄吹❶而正喧此穀氣之實也膏❷髮導之

少陰脉滑而數者陰中則生瘡

少陰脉數則氣淋陰中生瘡

婦人陰中蝕瘡爛狼牙湯洗之

婦人藏腫如瓜陰中疼引腰痛者杏人湯主之

【校勘】

❶吹：《金匱要略·婦人雜病脉證并治》「吹」上有「陰」字，於義較明。

❷膏發：仿宋本、《金匱要略·婦人雜病脉證并治》「膏發」下有「煎」字。

少陰脉弦者白腸必挺核

少陰脉浮而動浮則為虛動則為痛婦人則脫下

平婦人病生死證第八

診婦人漏血下赤白日下血數升❶脉急疾者死遲者生

診婦人漏下赤白不止脉小虛滑者生大緊實數者死

診婦人新生乳子脉沉小滑者生實大堅弦急者死

診婦人疝瘕積聚脉弦急者生虛弱小者死

診婦人新生乳子因得熱病其脉懸小四肢温者生寒清者死

診婦人生產因中風傷寒熱病喘鳴而肩息脉實大浮緩者生小急者死

診婦人生產之後寸口脉焱疾不調者死沉微附骨不絕者生

○金瘡在陰處出血不絕陰脉不能至陽者死接陽而復出者

【校勘】

❶升：《病源》卷三十八《漏下五色俱下候》作「鬥」。

生

平小兒雜病證第九

小兒脉呼吸八至者平九至者傷十至者困

診小兒脉法[1]多雀鬬要以三部脉爲主若緊爲風癎沉者乳不消弦急者客忤氣

小兒是其日數應變蒸之時身熱而脉乱汗不出不欲食食輙吐哯者脉乱無苦也

小兒脉沉而數者骨間有熱欲以腹按冷清也

小兒大便赤青瓣飧洩脉小手足寒難已脉小手足溫易已

小兒病困汗出如珠著身不流者死

小兒病其頭毛皆上逆者必死耳間青脉起者瘈痛

小兒病而囟陷入其口脣乾目皮反口中氣出冷足與頭相抵

【校勘】

[1] 法：周本無。

臥不舉身手足四肢垂其臥正直如得縛其掌中冷皆死至十日不可復治之

新刊王氏脉經卷第九

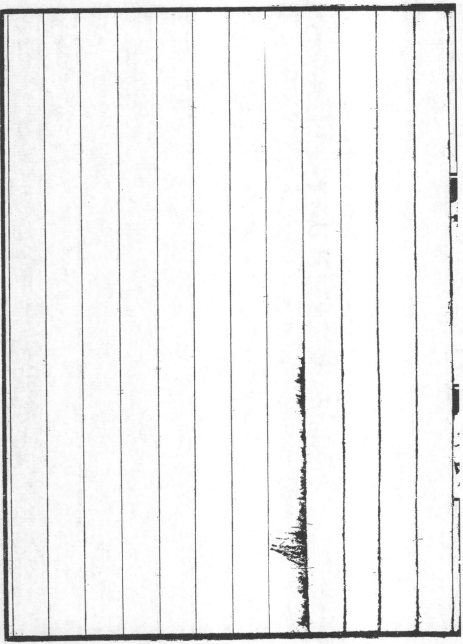

新刊王氏脈經卷第十

手檢圖三十一部❶

朝散大夫守光祿卿直祕閣判登聞檢院上護軍臣林億等類次

經言肺者人之五藏華蓋也上以應天解理萬物主行精氣法五行四時知五味寸口之中陰陽交會中有五部前後左右各有所主上下中央分爲九道浮沉結散知邪所在其道柰何

岐伯曰脈大而弱者氣實血虛也脈大而長者病在下候浮直上下交通者陽脈也堅在腎急在肝實在肺前如外者足太陽也中央如外者足陽明也後如外者足少陽也中央直前者手少陰也中央直中者手心主也中央直後者手太陰也前如內者足厥陰也中央如內者足太陰也後如內者足

【校勘】

❶手檢圖三十一部：仿宋本、吳本、周本「三」作「二」，當改。王旭東認爲：本卷標題爲「手檢圖」，但諸本均未見圖示，當已失傳。朱、張本雖附手檢圖，却是轉録李時珍《奇經八脉考》之「氣口九道手檢圖」。

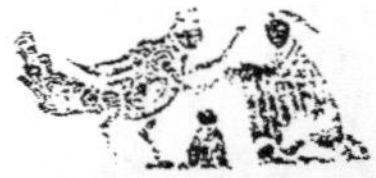

少陰也前部左右彈者陽蹻也中部左右彈者帶脈也後部左右彈者陰蹻也從少陽之厥陰者陰維也從少陰之太陽者陽維也來大時小者陰絡也來小時大者陽絡也

前如外者足太陽也動苦頭項腰痛浮爲風濇爲寒熱緊爲宿食

前如外者足太陽也動苦目眩頭頸項腰背強痛也男子陰下濕女子月水不利少腹痛引命門陰中痛子藏閉浮爲風濇爲寒血滑爲勞熱緊爲宿食鍼入九分却至六分

中央如外者足陽明也動苦頭痛面赤微滑苦大便不利腸鳴不能食足脛痺

中央如外者足陽明也動苦頭痛面赤熱浮微滑苦大便不

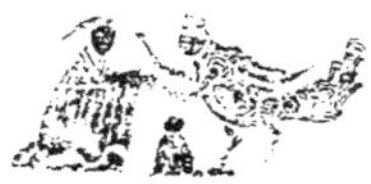

利喜氣滿滑者為飲濇為嗜臥腸鳴不能食足胻痺鍼入九
分却至六分
後如外者足少陽也動苦腰背胻股肢節痛
後如外者足少陽也浮為氣濇濇為風血急為轉筋弦為勞
鍼入九分却至六分
右足三陽脉
前如内者足厥陰也動苦少腹痛月經不利子藏閉
前如内者足厥陰也動苦少腹痛與腰相連大便不利小便
難莖中痛女子月水不利陰中寒子門❶壅絶内少腹急男子
疝氣兩丸上入淋也鍼入六分却至三分
中央如内者足太陰也動苦胃中痛食不下欬唾有血足脛
寒少氣身重從腰上狀如居水中

【校勘】

❶門：錢本、黄本、周本并作「户」。

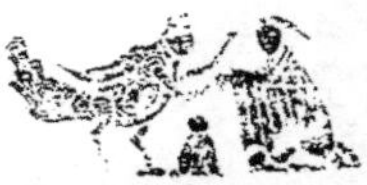

中央如内者足太陰也動苦腹滿上管有寒食不下病以飲食得之沉濇者苦身重四肢不動食不化煩滿不能臥足脛痛苦寒時欬血泄利黄鍼入六分却至三分

後如内者足少陰也動苦少腹痛與心相引背痛淋從高墮下傷於内小便血

後如内者足少陰也動苦小腹痛與心相引背痛淋從高墮下傷於尻内便血裏急月水來上搶心胷脇滿拘急股裏急也鍼入六分却至三分

右足三陰脉

前部左右彈者陽蹻也動苦腰背痛微濇為風癎取陽蹻

前部左右彈者陽蹻也動苦腰痛癲癎惡風偏枯僵仆羊鳴瘰痺皮膚身體強（一作體強淫）痺直取陽蹻在外踝上三寸直絕骨

是也

中部左右彈者，帶脉也。動苦少腹痛引命門，女子月水不來，絶繼復下❶止，陰辟寒，令人無子，男子苦少腹拘急或失精也。

後部左右彈者，陰蹻也。動苦癲癇，寒熱，皮膚強（一作淫）痹。

後部左右彈者，陰蹻也。動苦少腹痛，裏急，腰及髖窌下相連陰中痛，男子陰疝，女子漏下不止。

右陽蹻陰蹻帶脉

中央直前者，手少陰也。動苦心痛，微堅，腹脇急。實堅者，爲感忤；純虛者，爲下利，腸鳴；滑者，爲有娠，女子陰中癢痛，痛出玉門上一分前。

中央直中者，手心主也。動苦心疼，面赤，食苦咽，多喜怒。微浮者，苦悲傷，恍惚不樂也。濇爲心下寒。沉爲恐怖，如人捕之狀。

【校勘】

❶ 復下：張本作「不復」。

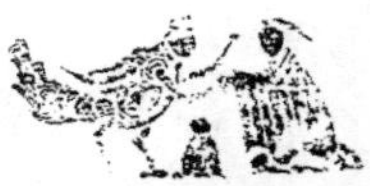

也時寒熱有血氣

中央直後者手太陰也動苦欬逆氣不得息浮爲内風緊濇者胷中有積熱時欬血也有沈熱

右手三陰脉

從少陰斜至太陽是陽維也動苦肌肉痺癢

從少陰斜至太陽是陽維也動苦顛僵仆羊鳴手足相引甚者失音不能言癲疾直取客主人兩陽維脉在外踝絶骨下二寸

從少陽斜至厥陰是陰維也動苦癲癇僵仆羊鳴

從少陽斜至厥陰是陰維也動苦僵仆失音肌肉淫癢痺汗出惡風

脉來暫大暫小是陰絡也（結一作）動苦肉痺應時自發身洗洗

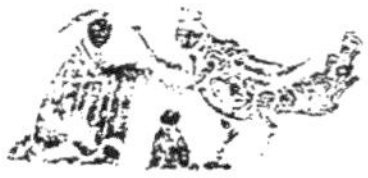

也

脈來暫小暫大者是陽絡也（一作結）動苦皮膚痛下部不仁汗出而寒也

右陽維陰維陽絡陰絡脈

前部横於寸口丸丸者任脈也動苦少腹痛逆氣搶心胸拘急不得俛仰

三部俱牢直上直下者衝脈也動苦胸中有寒疝

三部俱浮直上直下者督脈也動苦腰脊强痛不得俛仰大人顛小兒癇

右任衝督三脈

肺脈之來也如循榆葉曰平如風吹毛曰病如狀連珠者死期丙丁日禺中日中

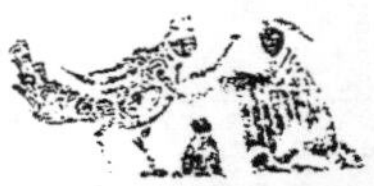

心脉之来也如反笋莞大曰平如連珠曰病前曲後居如帶
鈎者死期壬癸日人定夜半
肝脉之来也搏而若曰平如張新弓弦曰病如雞踐地者死
期庚辛日晡時日入
脾脉之来也阿阿如緩曰平如雞舉足曰病如鳥之啄如水
之滿者死期甲乙日平旦日出
腎脉之来也微細以長曰平来如彈石曰病去如觧索者死
期戊已日食時日昳黄昏雞鳴

右平五藏脉

寸口中脉躁竟尺關中無脉應陽干陰也動苦腰背腹痛陰
中若傷足寒刺足太陽少陰❶直絶骨入九分灸太陰五壯
尺中脉堅實竟尺寸口無脉應陰干陽也動苦兩脛腰重少

【校勘】
❶太陽少陰：廖本作「太陰少陽」。

腹痛顛疾刺足太陰踝上三寸鍼入五分又灸太陽陽蹻在足外踝上三寸直絶骨是也

寸口脉緊直至魚際下小按之如持維竿（一作雞毛）狀其病腸鳴足痺痛酸腹滿不能食得之寒溫刺陽維在外踝上三寸間也入五分此脉出魚際

寸口脉沉著骨反仰其手乃得之此腎脉也動苦少腹痛腰體酸顛疾刺腎俞入七分又刺陰維入五分

初持寸口中脉如細堅狀久按之大而深動苦心下有寒胸脅苦痛陰中痛不欲近丈夫也此陰逆刺期門入六分又刺腎俞入五分可灸胃管七壯

初持寸口中脉如躁狀洪大久按之細而堅牢動苦腰腹相引痛以下至足胻重也不能食刺腎俞入四分至五分亦可

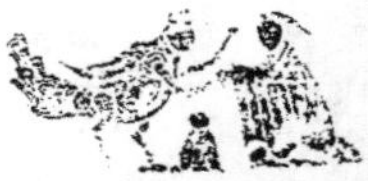

灸胃管七壯

尺寸俱沈但有關上脈苦寒心下痛

尺寸俱沈關上無有者苦心下喘

尺寸俱數有熱俱遲有寒

尺寸俱微厥血氣不足其人少氣

尺寸俱濡弱發熱惡寒出汗一云內溫熱手足逆冷汗出

寸口沈胸中痛引背一云短氣

關上沈心痛上吞酸❶

尺中沈引背痛

寸口伏胸中有逆氣

關上伏有水氣泄溏

尺中伏水穀不消

【校勘】

❶心痛上吞酸：廖本、朱本、張本無此五字。

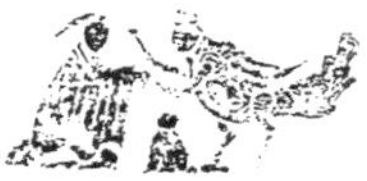

寸口弦胃中拘急（一作心下愊愊）

關上弦胃中有寒心下拘急

尺中弦少腹臍下拘急

寸口緊頭痛逆氣

關上緊心下痛

尺中緊臍下少腹痛

寸口濇無陽少氣

關上濇無血厥冷

尺中濇無陰厥冷

寸口微無陽外寒

關上微中實（一作胃虛）能食故裏急（一作無胃氣）

尺中微無陰厥冷腹中拘急

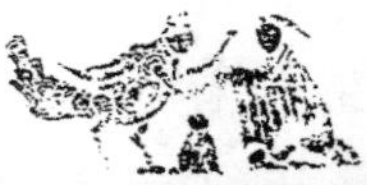

寸口滑胸滿逆

關上滑❶中實逆

尺中滑下利少氣

寸口數即吐

關上數胃中有熱

尺中數惡寒小便赤黃

寸口實即生熱虛即生寒

關上實即痛虛即脹滿

尺中實即小便難少腹牢痛虛即閉塞

寸口芤吐血微芤衄血

關上芤胃中虛

尺中芤下血微芤小便血

【校勘】

❶滑：廖本作「伏」。

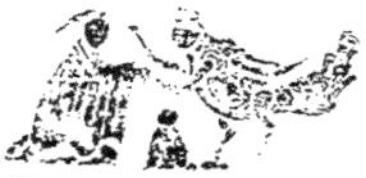

寸口浮其人中風發熱頭痛

關上浮腹痛心下滿

尺中浮小便難

寸口遲上焦有寒

關上遲弱無胃氣有熱

尺中遲下焦有寒背痛

寸口濡陽弱自汗出

關上濡下重

尺中濡少血發熱惡寒

寸弱陽氣少

關弱無胃氣

尺弱少血

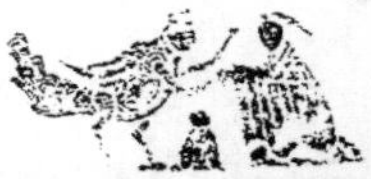

右雜言三部二十四種脈

新刊王氏脉經卷第十